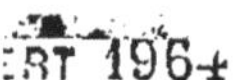

AF464695

EXPOSITION UNIVERSELLE

1900

ÉTABLISSEMENTS FRANÇAIS
DE L'OCÉANIE

EXPOSITION UNIVERSELLE DE 1900

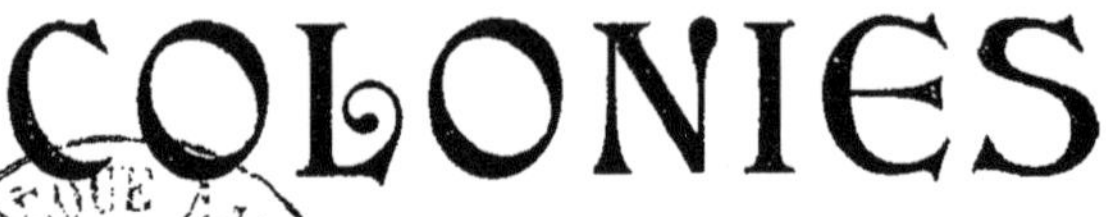

ET

Pays de Protectorats

J. CHARLES-ROUX

Ancien député, délégué des Ministères des Affaires étrangères et des Colonies

Marcel SAINT-GERMAIN

Sénateur, Directeur adjoint au délégué.

Yvan Broussais

Sous-Directeur

Victor Morel

Secrétaire Général

Frédéric Basset

Chef de Cabinet du Délégué

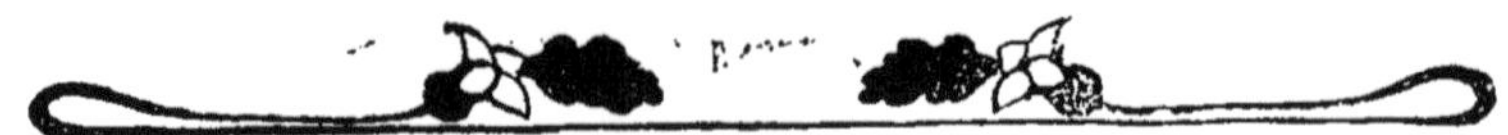

NOTICE

SUR LES

Etablissements Français de l'Océanie

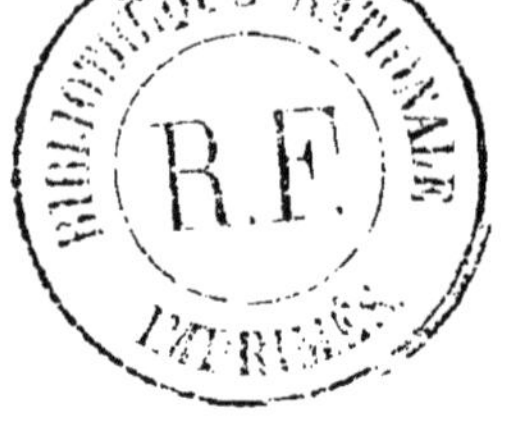

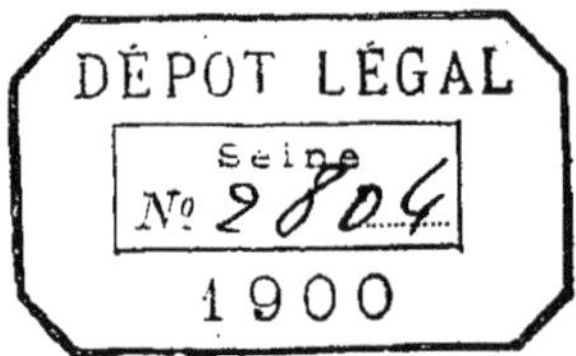

M. J. CHAILLEY-BERT.

Commissaire.

M. Maurice RENAULT.

Commissaire-adjoint.

M. SCELLIER de GISORS

Architecte.

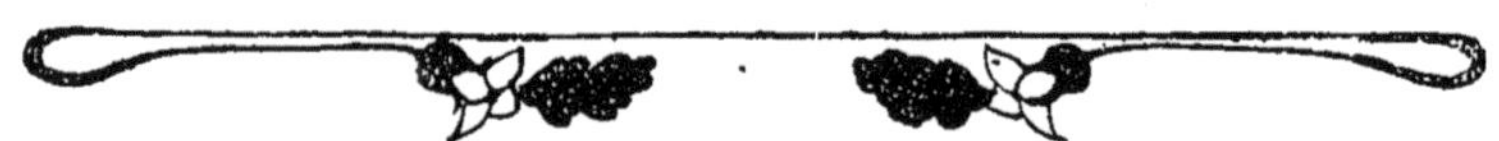

AVANT-PROPOS

Ces notices géographiques, historiques et économiques, publiées d'après les instructions de M. G. Gallet, gouverneur de la Colonie, par H. Lemasson, chef du service des Postes, membre du Comité local de l'Exposition, ont pour but de compléter, dans l'esprit des visiteurs de notre Exposition coloniale de 1900, la connaissance de nos lointaines possessions de la Polynésie.

Tahiti et ses dépendances sont restées jusqu'à présent, chez la majorité de nos populations françaises, un pays très mal connu pour ne pas dire inconnu.

Combler cette lacune s'imposait donc d'autant plus que l'évolution sociale, dans toutes les classes, se porte aujourd'hui plus que jamais vers les voyages et la colonisation. A cet effet, nous avons condensé en quelques pages tous les renseignements propres à intéresser et à instruire.

Ce résumé géographique, historique et économique de la plus éloignée et de la plus isolée de nos colonies, la fera connaître sous son véritable jour; il mettra en lumière, d'un côté, la beauté de ses sites et ses incomparables ressources naturelles et, d'un autre côté, les diverses causes qui ont, jusqu'à ce jour, paralysé l'essor d'un pays, n'attendant pour se développer, que des bras et des communications rapides et régulières avec la Métropole.

LES ÉTABLISSEMENTS FRANÇAIS DE L'OCÉANIE

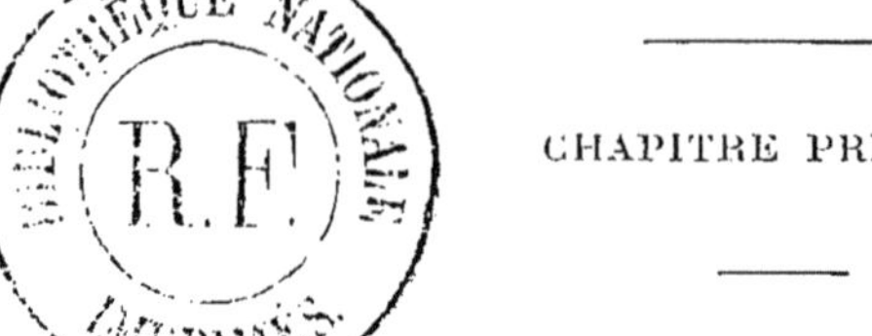

CHAPITRE PREMIER

Archipel de la Société, groupe des îles du Vent

I. *Géographie physique.* — Description géographique. — Tahiti. — Superficie. — Récits. — Orographie. — Littoral. — Rivières. — Lac. — Côtes, — Mouillages. — Baie de Phaëton. — Pointe Vénus. — Moorea. — Ilots de Tetiaroa et de Mehetia. — Climat. Météorologie. Vents. — Ouragans. — Marées. — Baromètre. — Durée des jours.

II. *Les Habitants.* — Ethnographie. — Mœurs. — Costume. — — Habitation. — Alimentation. — Religion. — Instruction. — Population.

III. *Histoire et Administration*, — Précis historique. — Administration. — Division administrative. — Budget. — Trésor. — Caisse agricole. — Monnaie. — Force armée. — Marine. — Papeete. — Etablissements scolaires.

IV. *Géographie économique.* — Faune. — Flore. — Minéralogie. — Cultures. — Développement de l'agriculture. — Voies et moyens de communications. — Communications télégraphiques. — Existence matérielle.

I. — GÉOGRAPHIE PHYSIQUE

Les Etablissements français de l'Océanie, situés dans la région tropicale sud du Pacifique, sont composés d'une centaine d'îles disséminées sur une étendue de 600 lieues de long sur 500 de large et formant un territoire d'environ 400,000 hectares. Ils comprennent :

Les archipels de la Société, des Marquises, des Tuamotu et des Gambier ;

Les îles Tubuai, Raivavae et Rapa ;

Les îles Rurutu et Rimatara (protectorat).

Description géographique. — L'Archipel de la Société est formé de deux groupes distincts : les Iles du Vent au Sud-Est, et les Iles-sous-le-Vent au Nord-Ouest.

Le groupe Sud-Est se compose des iles Tahiti et Moorea, et des ilots Tetiaroa et Meetia.

Tahiti. — Cette ile, la plus importante des Etablissements français de l'Océanie, est comprise entre 17° 29' 30" et 17° 47' de latitude sud, 151° 29' 53" et 151° 56' de longitude ouest. Elle est formée de deux presqu'iles d'inégale grandeur. La plus étendue, Tahiti proprement dite, est à peu près circulaire ; l'autre, appelée presqu'ile de Taiarapu, à la forme ovoïde. Elles sont reliées par l'isthme de Taravao mesurant 2,200 mètres de largeur et 14 mètres d'altitude à son point culminant.

Superficie. — La superficie totale de l'ile est de 104,215 hectares, dont un tiers pour la presqu'ile de Taiarapu. Son périmètre mesure 191 kilomètres.

Récifs. — Tahiti est enfermée dans un récif de corail, qui l'entoure à une distance moyenne d un kilomètre de la côte. Ce récif n'est interrompu que sur la partie nord de l'ile ainsi qu'au Sud-Est de la petite presqu'ile. Il présente en outre de nombreuses solutions de continuité qui servent de passes naturelles pour les bateaux allant aux mouillages.

Orographie. — On ne s'accorde pas généralement sur le mode de formation géologique de Tahiti, et des autres iles polynésiennes. Certains savants prétendent qu'elles sont les vestiges d'un continent disparu dès les premiers âges du monde ; d'autres croient qu'elles ont plutôt surgi de l'Océan sous l'effort d'immenses soulèvements volcaniques. Quoi qu'il en soit, toutes ces iles, sauf les Tuamotu, sont essentiellement montagneuses. Tahiti, la plus grande de toute l'Océanie orientale, est aussi celle où se trouvent les plus hautes cimes ; ce

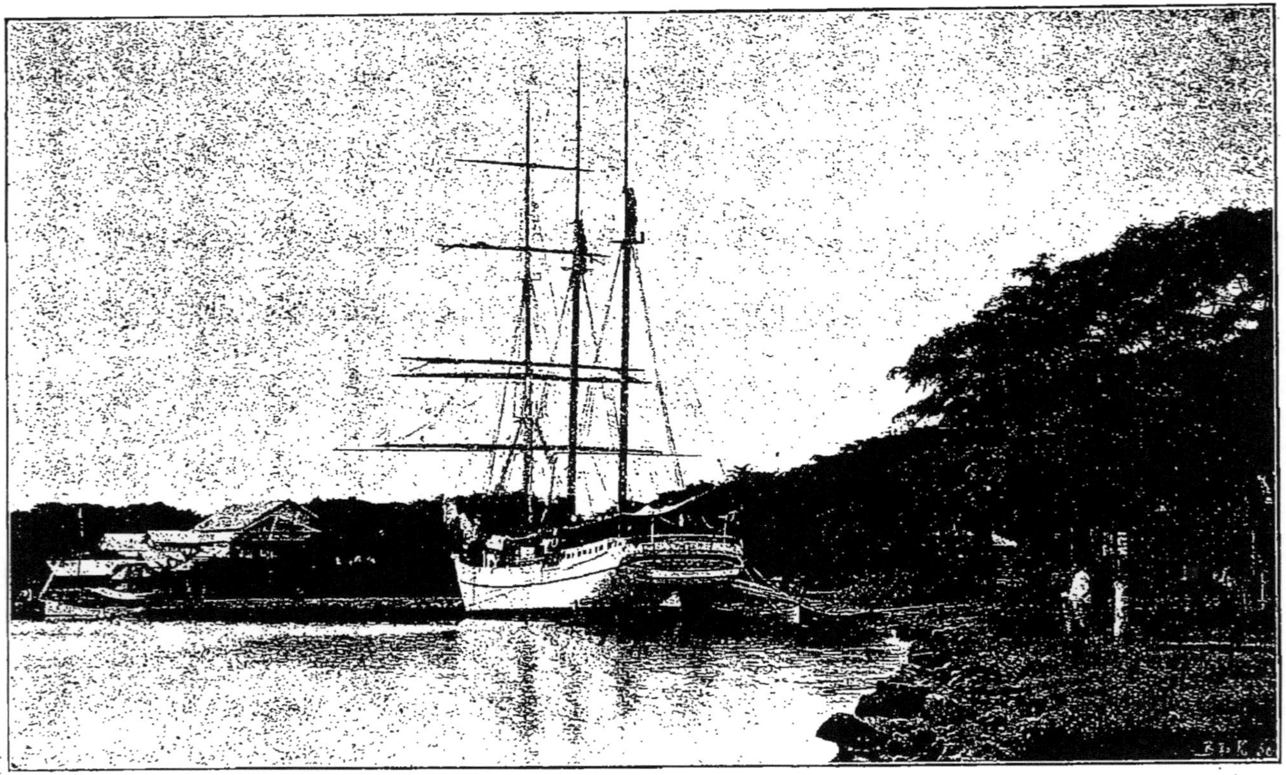

Le Port de Papeete

sont : l'Orohena (2237 m.) dont le sommet est inaccessible, l'Aorai 2065 mètres ; le Diadème, beaucoup moins élevé, doit son nom à sa crète basaltique découpée en aiguilles. Par la trouée de la vallée de Fautaua, il se profile majestueusement au centre de l'île comme une imposante forteresse crénelée que dominent les hautes cimes environnantes.

Le sommet le plus élevé de la petite presqu'île est le Niu (1323 m.)

L'île n'est qu'un amoncellement de montagnes ; très escarpées au centre, elles s'inclinent en pentes douces vers la mer. Cette forme particulière donne à Tahiti, vue du large, l'aspect d'un tronc de cône.

Littoral. — Une bande de terre très fertile se trouve comprise entre la base des montagnes et la plage ; par endroits très étroite, elle atteint en d'autres endroits jusqu'à 3 kilomètres de largeur. C'est à peu près la seule partie de l'île qui soit habitée, bien que les nombreuses vallées de l'intérieur et le flanc des montagnes soient en général d'une fertilité extraordinaire.

Rivières. — De nombreux cours d'eau à régime torrentiel descendent des montagnes et contribuent à la fertilité et à la beauté traditionnelle de ce pays que les Bougainville, les Cook, les Loti et tant d'autres voyageurs ont décrit avec un si profond enthousiasme.

Aucun de ces cours d'eau n'est navigable. Les plus importants sont : la *Fautaua* qui a son embouchure à 2 kilomètres à l'Est de Papeete, la rivière de *Papenoo* au Nord, dans le district du même nom ; le *Punaruu* dans celui de Punaauia ; le *Taharuu* à Atimaono ; la *Vaihiria* et la *Vairaharaha* à Mataiea.

Presque toutes ces rivières prennent leurs sources au centre de l'île. On peut, en remontant le cours du *Punaruu* et en descendant par le versant de Papenoo, traverser Tahiti de part en part. Cette excursion, qui dure plusieurs jours, est une des plus attrayantes qu'un touriste, amateur de pittoresque, puisse rêver. Les nombreux obstacles naturels que rencontrent ces rivières dans les parties élevées de leurs cours déterminent des bassins et des cascades qui rendent ces solitudes escarpées absolument féériques.

Lac. — Dans le district de Mataiea, et presque au centre de la grande presqu'île, se trouve le lac de *Vaihiria* qui mesure 500 mètres de diamètre. Cette nappe d'eau profonde et relativement froide est emprisonnée au milieu des montagnes, à 430 mètres d'altitude, et ne présente aucun écoulement apparent vers la mer. D'importantes infiltrations souterraines lui servent de déversoir.

Côtes. — Mouillages. — La ceinture de récifs madréporiques qui entoure Tahiti forme une digue naturelle, à fleur d'eau, où les vagues du Pacifique viennent se briser. Le canal, aux profondeurs variables, compris entre la côte et ce récif, est souvent aussi calme que les eaux d'un lac. Cette particularité, commune à beaucoup d'îles de l'Océanie, crée à Tahiti un certain nombre de ports naturels d'accès souvent difficile, mais d'un mouillage très sûr. Celui de Papeete, centre commercial des Etablissements est vaste et profond. Les navires y accèdent par deux chenaux : la grande Passe au Nord, profonde de 10 mètres et large de 145 mètres; et la passe de Taunoa, moins profonde, plus étroite et plus longue, par conséquent d'accès plus difficile. A l'Ouest il existe également une passe encore plus étroite, accessible seulement aux bateaux d'un très faible tonnage.

Les autres ports les plus fréquentés sont ceux de Papeuriri (district de Mataiea), de Tautira, de Pueu et d'Hitiaa. A signaler aussi la baie historique de Matavai où abordèrent les premiers navigateurs

Baie de Phaëton. — La seule baie véritablement importante de Tahiti est celle de Phaëton au sud de l'île, avec, comme fond, l'isthme de Taravao. Cette baie, par sa magnifique situation et ses dispositions particulières, pourrait devenir un port très sûr et une position stratégique très importante, en même temps qu'un arsenal maritime facile à défendre.

Aussi a-t-on songé depuis longtemps à y construire un bassin de radoub qui en ferait le centre le plus fréquenté de la colonie.

Port-Phaëton deviendrait, par le percement de l'isthme de Panama, le point de relâche tout indiqué des navires traversant le Pacifique de Panama en Australie (1).

Pointe Vénus. — La Pointe Vénus, située à l'extrémité nord de Tahiti, est le cap le plus remarquable de l'île. C'est un lieu historique : les premiers navigateurs y débarquèrent et Cook s'y installa pour observer le passage de la planète Vénus sur le soleil. De ce fait lui vient son nom.

En 1867 un phare de 30 mètres de haut, à feu fixe et blanc a été édifié sur cette pointe.

Moorea. — Moorea ou Eimeo, l'île sœur, la voisine de Tahiti est située à 4 lieues dans le Nord-Ouest de celle-ci.

Elle a une forme triangulaire et ne mesure guère que le tiers de la superficie de Tahiti. Comme cette dernière, elle est entourée d'une ceinture de récifs, mais son aspect général est tout autre : les montagnes, cependant moins élevées, y sont plus escarpées, plus imposantes et plus pittoresques. Le sommet le plus haut, le Tehivea atteint 1,212 mètres. Certaines crêtes ressemblent à d'antiques et gigantesques donjons dé-

(1) Un récent décret ayant désigné Port-Phaëton comme un des points d'appui de notre flotte dans le Pacifique, des études viennent d'y être commencées pour l'exécution des importants travaux que comporte la mise en état de cette position stratégique.

mantelés ; d'autres sont déchiquetées en clochetons et paraissent ciselées comme des frises de cathédrales gothiques.

Moorea possède deux baies profondes : la baie de Cook ou de Paopao et celle de Papetoai ou d'Opunohu. Ces anses étroites, encadrées d'une végétation luxuriante, avec les montagnes comme décor, offrent un spectacle ravissant.

Ilots de Tetiaroa et de Mehetia. — Les ilots de Tetiaora, au Nord de Tahiti, à peu près inhabités et sans importance, sont bas et plantés de cocotiers.

Ils sont la propriété personnelle des descendants de Pomare.

A l'Est se trouve celui de Mehetia, d'aspect volcanique. Il est également inhabité, l'eau douce y faisant défaut.

Climat. — Météorologie. (1) — L'île de Tahiti est renommée depuis longtemps pour la salubrité de son climat, la température, toujours assez élevée, n'éprouve généralement pas de brusques variations pendant le jour, mais les matinées y sont quelquefois très fraîches. Les plus grandes chaleurs coïncident avec la saison des pluies et se manifestent de janvier à avril ; le thermomètre atteint alors à l'ombre jusqu'à 33° centigrades.

A partir du mois de mai, la température commence à baisser, et le minimum se produit de juin à octobre, sans descendre cependant au-dessous de 15° pendant la nuit ; elle s'élève vers les premiers jours de novembre.

Des expériences nombreuses faites à Papeete ont permis de constater que si les pluies contribuent à l'abaissement de la température, les vents diurnes n'exercent aucune influence sur le thermomètre, quelle que soit d'ailleurs leur direction : mais on ne saurait en dire autant de la brise de terre ou *hupe*,

(1) Ce paragraphe et les quatre suivants sont extraits de l'Annuaire de Tahiti.

qui s'élève le soir et souffle pendant la nuit. Cette brise se fait souvent sentir de minuit à six heures du matin, et c'est alors que le thermomètre accuse le minimum de température.

A proprement parler, il n'y a pas à Tahiti de saison sèche. Néanmoins la quantité d'eau qui tombe de juin à octobre est tellement faible si on veut la comparer aux pluies qui surviennent dans les autres mois de l'année, qu'on a compté deux saisons : l'une sèche et l'autre humide. Celle-ci commence en décembre, rarement plus tard, et finit en mars ou dans les premiers jours d'avril. On a remarqué cependant que cette période n'est pas absolument régulière et qu'elle présente des écarts assez sensibles d'une année à l'autre.

La saison des pluies, improprement parlée hivernage, est caractérisée par la perturbation de l'alizé, les calmes, une température plus élevée et une tension électrique maxima.

Il pleut à peu près également à Tahiti pendant le jour et pendant la nuit. Si l'on observe une petite différence entre ces deux parties de la journée, elle semble être en faveur du jour.

Certaines années, la quantité d'eau tombée a dépassé 1 mètre, mais elle est restée souvent inférieure à ce chiffre. Pendant la saison sèche, elle est minime et varie de 0^m16 à 0^m18.

Vents. — De mai à août, l'alizé souffle du Sud-Est ; de septembre à décembre, il vient le plus souvent de l'Est. De janvier à mai, sa direction est celle du Nord-Nord-Est et du Nord-Nord-Ouest ; elle coïncide avec la saison des pluies.

La brise de terre, que les indigènes appellent *hupe*, s'élève au commencement de la nuit. Elle semble prendre naissance au centre de Tahiti, et souffle dans tous les sens, suivant les rayons qui partent de ce point. A Papeete, qui se trouve au Nord-Nord-Ouest, sa direction varie du Sud-Sud-Est au Sud-Sud-Ouest, venant ainsi toujours du Sud.

Le maximum d'intensité de la brise de terre se montre au lever du soleil.

La brise de mer s'élève entre 9 et 10 heures du matin et atteint ordinairement sa plus grande force entre midi et 2 heures ; elle décroît de 3 à 4 heures, et fait place à un calme auquel succède bientôt la brise de terre.

Ouragans. — *Marées.* — Les ouragans sont assez rares à Tahiti. Il n'y en a pas eu d'importants depuis 1889.

La pleine mer a lieu tous les jours de 1 à 2 heures dans la baie de Papeete. La marée est très peu sensible, les plus fortes n'atteignent pas 0m 50.

Baromètres. — Les oscilliations du baromètre sont généralement régulières et chaque jour à des heures à peu près invariables. La pression atmosphérique minima se manifeste à 4 heures du matin et à 4 heures du soir ; la pression maxima à 10 heures du matin et à 10 heures du soir ; d'où oscillation diurne et oscillation nocturne.

L'amplitude des oscilliations change suivant les saisons ; la plus grande a lieu pendant la saison sèche et la plus faible pendant l'hivernage.

Les hauteurs observées varient entre 756 et 762. On a vu toutefois le baromètre descendre jusqu'à 751 pendant un ouragan.

Durée des jours. — Tahiti étant située dans l'hémisphère austral, les jours les plus longs ont lieu en décembre et ont une durée de 13 heures. Les plus courts, qui sont de 11 heures, sont ceux de juin. Au solstice de décembre le soleil se lève à 5 h. 27 et se couche à 6 h. 30. Il se lève à 6 h. 32 et se couche à 5 h. 30 au solstice de juin.

Les levers du soleil varient entre 5 h. 20 et 6 h. 35, les couchers entre 5 h. 28 et 6 h. 39.

II. — LES HABITANTS

Ethnographie. — Les Maoris ou Polynésiens forment une

race magnifique, d'une grande beauté de formes. Les migrations successives qui ont peuplé les archipels de la Polynésie semblent avoir eu, à une époque très reculée, la Malaisie comme point de départ.

Le Tahitien est d'une couleur foncée se rapprochant un peu, quoique plus claire, de celle de la race indienne. Il est robuste, bien découplé et très agile.

La femme se distingue par un genre de beauté particulière Son nez aplati et ses lèvres un peu grosses s'harmonisent cependant avec l'éclat de ses dents magnifiques et de ses grands yeux noirs, doux et voluptueux sans effronterie. Son abondante chevelure d'ébène est l'objet de tous ses soins ; elle la laisse flotter sur ses épaules, tantôt dénouée, tantôt tressée en une ou deux nattes.

Mœurs. — Heureux habitant d'un pays où la nature s'est prodiguée, le Tahitien n'a jamais connu la loi du travail. Une température douce et toujours égale, un sol d'une prodigieuse fécondité l'ont fait naturellement indolent et insouciant.

Si favorisé de la nature, ses mœurs sont nécessairement douces et paisibles. Il est rêveur et voluptueux, et la fidélité conjugale est pour lui une vertu aussi méconnue que peu appréciée. Il aime le jeu, la danse et la musique, et tout est matière à plaisir et à distraction chez lui. Les soucis et les préoccupations de l'existence lui sont inconnus.

Des mœurs si faciles et si naturelles ne pouvaient que se corrompre au contact de notre civilisation, et c'est malheureusement ce qui s'est produit. Réfractaire aux vertus et qualités que comporte notre société civilisée, il s'est, par contre, rapidement assimilé nos vices ; aussi les mœurs primitives de ce peuple se sont-elles considérablement modifiées.

La vigueur corporelle s'est altérée chez l'individu et la race tendrait à s'éteindre et disparaître si elle ne devait peu à peu se transformer par sa fusion dans l'élément européen.

Costume. — Avant l'arrivée des Européens, les Tahitiens vivaient presque complètement nus. Les quelques costumes qu'ils revêtaient dans les danses, jeux et fêtes étaient plutôt des ornements que des vêtements.

Le costume actuel des indigènes de Tahiti est des plus simples. La plupart du temps, ils n'ont pour tout vêtement qu'une bande d'étoffe de couleurs voyantes appelée *pareu*, enroulée autour du corps et les couvrant de la ceinture aux genoux. C'est leur tenue habituelle quand ils restent dans leurs cases, ou quand ils vont à la provision dans les montagnes.

Lorsqu'ils veulent se vêtir un peu plus décemment, ils complètent cette toilette rudimentaire par un tricot de coton ou une chemise. A Papeete, l'usage du pantalon s'est presque substitué à celui du pareu. Le dimanche les indigènes aiment généralement à s'habiller à l'européenne,mais l'usage des souliers est à peu près complètement inconnu chez eux.

Les femmes portent une robe d'étoffe légère sans taille, qui est l'unique et invariable costume féminin en Polynésie. Cette toilette, pratique par excellence dans les pays tropicaux, ne manque pas d'une certaine élégance et beaucoup de femmes européennes l'adoptent à Tahiti.

Le chapeau de paille, de fabrication locale, est l'unique coiffure de la population indigène. Les Européens eux-mêmes ne portent guère que ce genre de coiffure.

Tahitiens et Tahitiennes aiment à se parer de fleurs, de couronnes et de verdure. Le complément indispensable de la toilette d'une femme est une fleur blanche appelée *tiaré*, à l'odeur pénétrante et suave, plantée avec une certaine coquetterie dans la chevelure, au-dessus de l'oreille.

Habitation. — Les cases des indigènes sont généralement construites en branches de bambou ou de burao alignées verticalement et réunies au moyen de cordes faites de fibres d'écorce. Ce genre de cloison à claire-voie permet à l'air et à la lumière de pénétrer à l'intérieur, car la case ainsi construite n'a qu'une porte basse sans fenêtre. La toiture est faite de feuilles de pandanus ou de cocotiers. Ces cases n'ont qu'une seule pièce ; les indigènes s'y abritent couchés pêle-mêle sur des nattes, ou sur une litière d'herbe sèche. Dans les cases pauvres, le mobilier est très sommaire : quelques ustensiles grossiers, des engins de pêche, une malle, un ou deux escabeaux et c'est tout. Mais à côté de ces cases primitives, on rencontre aujourd'hui de nombreuses constructions confortables et de bon goût, bâties en planches et copiées sur les maisons des Européens. Beaucoup d'indigènes, alléchés par les jolis bénéfices que procure presque sans efforts la culture de la vanille, des cocos, des oranges et de quelques autres produits, ne considèrent dans cette source de gains que la satisfaction de pouvoir se construire de belles maisons qui font l'envie et l'admiration de leurs voisins. Un grand nombre de ces heureux propriétaires possèdent même chevaux et voitures. Le Tahitien ne connaît guère l'économie, et s'il consent à travailler, c'est pour jouir immédiatement du fruit de son travail.

Alimentation. — Le fruit de l'arbre à pain (appelé maiore) et le feï (espèce de banane sauvage) constituent la base de l'alimentation des indigènes tahitiens. Leurs repas, qu'ils prennent en groupes assis par terre, se composent en outre : de poisson, de cochon, d'ignames, de taro, le tout assaisonné de sauces diverses dans lesquelles entrent pour une large part le citron et lait de coco. Sauf le poisson que les indigènes mangent généralement cru, tous les autres mets sont cuits au four tahitien. Ce four consiste simplement en un tas de cailloux sur lesquels on allume un brasier. Les aliments sont placés au milieux des cailloux lorsqu'ils sont très chauds, puis le tout est recouvert de feuilles d'arbres qui retiennent et conservent la chaleur des pierres. C'est identiquement le même procédé que celui qui consiste, dans nos campagnes, à faire cuire sous la cendre des pommes de terre ou des châtaignes. La boisson habituelle des Tahitiens est l'eau et le lait de coco.

Ils fabriquent avec le jus d'orange une boisson très riche en alcool, avec laquelle ils s'enivrent facilement et fréquemment.

Religion. — Les Iles de la Société ayant été d'abord évangélisées par des missionnaires anglais, la majorité des indigènes y pratique aujourd'hui la religion protestante. Trois pasteurs français rétribués par l'Etat sont chargés du service religieux

Les catholiques, bien qu'en minorité sont assez nombreux à Tahiti et à Moorea.

Un évêque *in partibus* siégeant à Papeete dirige le culte catholique. Il a sous ses ordres plusieurs missionnaires de la congrégation de Picpus.

Le Mormonisme, religion nouvelle née en Amérique en 1827 et greffée sur la religion hébraïque, a quelques adeptes à Tahiti, mais les missionnaires de cette secte cherchent surtout à recruter des adhérents dans les îles éloignées des centres d'influence française. Vingt-cinq de ces missionnaires américains circulent actuellement dans tous les archipels de la colonie (les Marquises exceptées); ne connaissent pas un mot de français, ils apprennent tous la langue tahitienne, et, ainsi préparés, ils entrent en campagne prêchant aux habitants une doctrine facile et appropriée aux mœurs du pays.

Ils exploitent habilement et facilement la crédulité naïve des indigènes, supplantent la religion que les prêtres et pasteurs français avaient d'abord propagée, et arrêtent ou entravent l'expansion de la langue française dans notre colonie.

Instruction. — L'instruction a fait peu de progrès parmi la population indigène depuis sa francisation. Cependant tous les indigènes savent lire et écrire la langue tahitienne. Cette ignorance qu'ils ont encore du français a pour causes la difficulté qu'ils éprouvent à prononcer les mots de notre langue et le peu de vigilance qu'apportent les parents à envoyer leurs enfants à l'école. Tout récemment l'Administratton s'est préoccupée de remédier à cette état de choses en rendant obligatoire l'instruction dans toute la colonie et en prenant des mesures énergiques pour y vulgariser la langue nationale.

Population. — A l'époque de la découverte de Tahiti, le capitaine Cook avait évalué la population de l'île à plus de 200,000 habitants, ce détail remarquable fut ensuite corroboré par plusieurs voyageurs célèbres. En moins de 40 ans, ce chiffre devint inférieur à 50,000 et vers 1850 on ne comptait plus guère que 8,000 habitants. Depuis, la population tahitienne est à peu près restée stationnaire; la légère augmentation provient plutôt du produit métis (*demi-blancs*) des races blanche et indigène.

L'adoption mal comprise des habitudes et des mœurs européennes, l'importation des maladies épidémiques précédemment inconnues ont contribué simultanément à dépeupler les îles polynésiennes.

Mais, à côté de ces causes secondaires, il en existe d'autres, d'ordre physiologique plus complexe, et dont l'analyse ne laisse pas de diviser les ethnologues dans leurs opinions respectives. Bref, il semblerait que le contact de l'Européen soit fatal au Polynésien, et ce fait est d'autant plus surprenant que la race blanche vit et se multiplie admirablement sous ce climat exotique devenu pour ainsi dire délétère à la race primitive.

D'après le recensement de 1897, Tahiti compte une population de 10,750 habitants se décomposant approximativement comme suit :

9,300 Indigènes ;
600 Français (métropolitains) ;
350 autres Européens ;
200 Américains ;
300 Chinois.

A Moorea, le chiffre de la population est de 1,600.

III. — HISTOIRE ET ADMINISTRATION

Précis historique. — Tahiti, dont la découverte est attribuée, d'après certains auteurs, au navigateur portugais Quiros, qui traversa cette région du Pacifique en 1605, fut signalée et reconnue en 1767 par Wallis qui y séjourna cinq semaines. L'année suivante, elle fut visitée par Bougainville qui l'appela *la Nouvelle Cythère*. Le célèbre capitaine Cook y aborda à son tour en 1769, envoyé par la Société Royale de Londres pour y observer le passage de la planète Vénus sur le soleil.

Les intéressants et merveilleux récits que firent sur Tahiti ces trois navigateurs attirèrent un grand nombre d'Européens vers ce nouveau pays, et dès 1797 l'importante Société des Missions de Londres y envoya trente missionnaires qui se répandirent avec leurs familles dans tout l'archipel.

Après vingt années d'efforts, ils arrivèrent à convertir la majorité des habitants à la religion protestante. Poursuivant l'extension de leur œuvre religieuse et civilisatrice, ils devinrent bientôt les conseillers des Pomare, assurèrent la suprématie de cette dynastie sur les autres grands chefs, édictèrent et firent adopter des lois qui, tout en protégeant leur rôle de missionnaires, inculquèrent aux indigènes les premiers éléments de civilisation. Le mariage fut institué, la propriété établie et des mesures d'ordre furent prises pour protéger ces institutions.

L'arrivée, en 1836, de deux missionnaires catholiques français, fut la source de difficultés et de conflits qui faillirent amener, par la suite, une rupture entre la France et l'Angleterre. Le chef des missionnaires anglais, Pritchard, fort de l'appui de la reine Pomare, réussit à faire expulser de Tahiti les deux prêtres catholiques. Une plainte de ces derniers au Gouvernement français motiva l'envoi, à Papeete, du commandant Dupetit-Thouars qui fit signer par la reine une convention accordant aux Français de toutes professions le droit de séjour à Tahiti (4 septembre 1838).

Après le départ de Dupetit-Thouars, Pritchard suscita de nouvelles difficultés et décida la reine à adresser au Gouvernement anglais une demande de protectorat qu'il ne parvint pas, du reste, à faire accepter par le cabinet de Londres.

En 1842, l'amiral Dupetit-Thouars revint à Tahiti. La reine, pour mettre fin à toutes les discussions soulevées dans son pays par la rivalité des partisans anglais et français, résolut avec les principaux chefs, de se placer sous la protection de la France. La demande de protectorat, adressée à l'amiral Dupetit-Thouars le 9 septembre 1842, fut acceptée par le Gouvernement français et ratifiée le 25 mars 1843.

Mais, encore une fois, de nouveaux troubles ne tardèrent pas à surgir, toujours sous la pression de Pritchard. La reine, influencée par les partisans anglais, refusa de se conformer au traité de protectorat. Cet acte détermina le capitaine de vaisseau Bruat à prendre possession de Tahiti au nom de la France. La reine s'enfuit à Raiatea, Pritchard arrêté et malmené se plaignit à son gouvernement.

Des complications diplomatiques s'en suivirent qui eurent pour conséquences le désaveu, par la France, des actes reprochés à nos officiers de marine et le paiement d'une indemnité à l'agent anglais Pritchard.

En même temps, les indigènes complètement révoltés et refusant de se soumettre, se retirèrent dans les montagnes. Des combats sanglants eurent lieu sur plusieurs points de l'île. Cette insurrection ne se termina que par la prise du fort naturel de Fautaua où s'étaient refugiés les rebelles (17 décembre 1846). Le protectorat fut rétabli et la reine réintégrée dans son autorité.

A partir de 1852, époque à laquelle eut lieu une nouvelle

insurrection rapidement réprimée, aucun trouble ne vint rompre la bonne harmonie qui exista ensuite entre le Pouvoir indigène et le Gouvernement protecteur.

L'Administration tahitienne, sous l'influence des représentants du Protectorat, passa par diverses transformations importantes qui affirmèrent de plus en plus l'autorité de la France sur l'île de Tahiti.

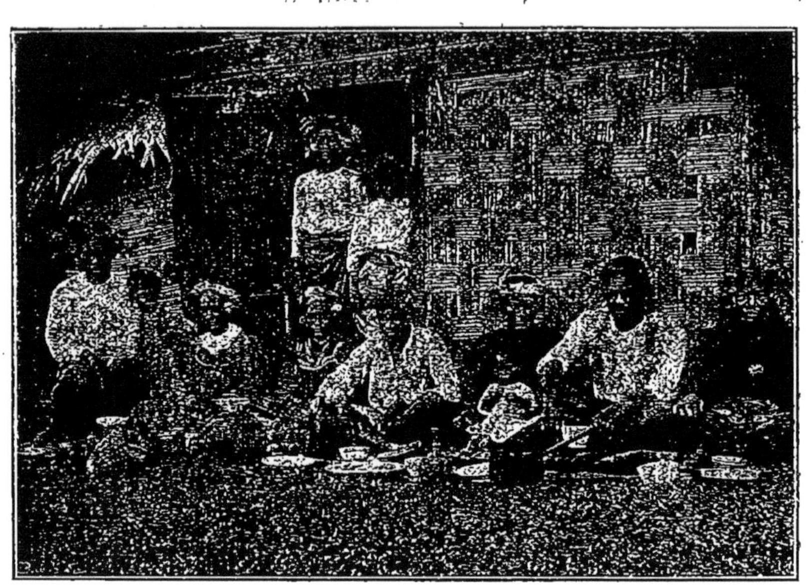

Une famille tahitienne

La reine Pomare IV mourut en 1877 après un règne de 50 ans, fécond en événements. Son fils Ariiaue lui succéda sous le nom de Pomare V. Le prestige très amoindri de ce prince tahitien, son peu d'aptitudes pour les attributions délicates dévolues à sa souveraineté, sa santé chancelante, favorisèrent l'intention de la France de remplacer le régime du protectorat par l'annexion des Iles de la Société et d'affermir ainsi définitivement ses droits sur cet archipel. Pomare V abdiqua donc ses pouvoirs en faveur du Gouvernement de la

République française le 29 juin 1880, entre les mains du commandant du Protectorat. L'annexion de Tahiti et dépendances fut ratifiée par les Chambres le 30 décembre 1880.

Administration. — La colonie est administrée par un Gouverneur qui exerce le pouvoir civil et militaire. Il a sous ses ordres immédiats un Secrétaire général, un Chef du Service Judiciaire, un Chef du Service Administratif, un Commandant des Troupes, un Trésorier-payeur, un Chef du Service de Santé et des Administrateurs dans les différents archipels.

Dans l'exercice de ses fonctions civiles, il est assisté d'un Conseil privé consultatif, qui l'éclaire dans ses décisions et participe à ses actes.

Un Conseil général, composé de 18 membres, délibère sur presque toutes les matières qui ressortissent des attributions des conseils généraux en France. Il est principalement chargé de la discussion du budget de la colonie. Les 18 conseillers nommés au suffrage universel sont répartis comme suit : 4 pour Papeete, 6 pour le reste de Tahiti et Moorea, 2 pour les Marquises, 4 pour Tuamotu, 1 pour les Gambier et 1 pour les Tubuai et Rapa.

Division administrative. — Au point de vue administratif, la colonie est divisée en districts, à la tête desquels se trouvent des chefs de district assistés d'un conseil de 4 membres. Ce conseil a à peu près les mêmes attributions que les conseils municipaux en France, sauf pour les questions financières, un seul budget embrassant tout le système financier des Etablissements.

Tahiti compte dix-huit districts et Moorea quatre.

Justice. — La justice est rendue par des tribunaux français et des tribunaux indigènes. La procédure civile et l'instruction criminelle sont calquées, avec quelques simplifications, sur le système judiciaire français. L'organisation judiciaire de la colonie comporte :

1° Des justices de paix à compétence étendue dont les fonctions sont dévolues aux Administrateurs dans les différents archipels ou à des fonctionnaires désignés par le Gouverneur.

A Taravao, ces fonctions sont remplies par le substitut du Procureur et à Moorea par le lieutenant de juge ;

2° Un tribunal de première instance, siégeant à Papeete, composé d'un juge président, ou à défaut d'un lieutenant de juge et d'un greffier. Ce tribunal connait de toutes les affaires civiles, commerciales, correctionnelles et de simple police ;

3° Un tribunal supérieur, siégeant également à Papeete, composé d'un président, de deux juges et d'un greffier. Il statue en appel sur les jugements rendus par les tribunaux de première instance et par les juges de paix.

Constitué en tribunal criminel, il s'adjoint 4 assesseurs désignés au sort sur une liste de 20 notables et ayant voix délibérative sur la question de fait seulement. Il connaît de toutes les affaires qui sont portées en France devant la Cour d'assises ;

4° Des tribunaux dits conseils de districts, siégeant dans chaque district, avec une cour d'appel au chef-lieu prenant le titre de Haute-Cour tahitienne et une Cour de cassation tahitienne. Ces tribunaux, basés sur l'ancienne juridiction indigène et maintenus aux termes des réserves faites par Pomare dans l'acte d'annexion de la colonie, jugent les contestations entre indigènes relatives à la propriété foncière.

Un Procureur de la République, Chef du Service Judiciaire, exerce l'action publique, et avec l'aide de son substitut, remplit les fonctions de ministère public devant toutes les juridictions.

Trois défenseurs remplissent les fonctions d'avocats et d'avoués. Il y a un notaire à Papeete.

Budget. — En 1899, le budget de la colonie s'est élevé en recettes et en dépenses à 1,146,546 francs 60 centimes.

Dans ce chiffre est comprise une subvention de 80,000 francs, payée par la Métropole pour être affectée au service postal.

Les Etablissements de l'Océanie entrent dans le budget des colonies pour une somme de 900,000 francs, en chiffres ronds.

Trésor. — Le service du Trésor est dirigé par un Trésorier-payeur à Papeete. Dans les Etablissements secondaires, ce service est confié à des agents spéciaux chargés de toutes les attributions financières dans les archipels.

Caisse agricole. — Cet établissement financier, qui fonctionne sous la garantie de la colonie, a été établi en vue de favoriser le développement de la colonisation à Tahiti et dépendances.

Il sert d'intermédiaire pour les achats et ventes de terrains ainsi que pour l'exportation des produits agricoles.

C'est, en même temps, une sorte de banque qui consent des prêts moyennant garantie hypothécaire et accepte, à titre de dépôt ou de placement, des capitaux jusqu'à concurrence de 5,000 francs.

Ces dernières opérations s'effectuent à peu près dans les mêmes conditions que celles des caisses d'épargne de France

Monnaie. — La monnaie ayant cours en France est la seule qui soit admise dans les caisses publiques. Toutefois, pour prévenir l'écoulement inévitable de cette monnaie métallique vers la Métropole et retenir autant que possible les capitaux dans le pays, le Trésor colonial et la Caisse agricole ont été autorisés à émettre du papier-monnaie ayant exclusivement cours dans la colonie et dont la contre-valeur est représentée par une réserve métallique.

Mais presque toutes les transactions commerciales dans les Etablissements français de l'Océanie se font en monnaie chi-

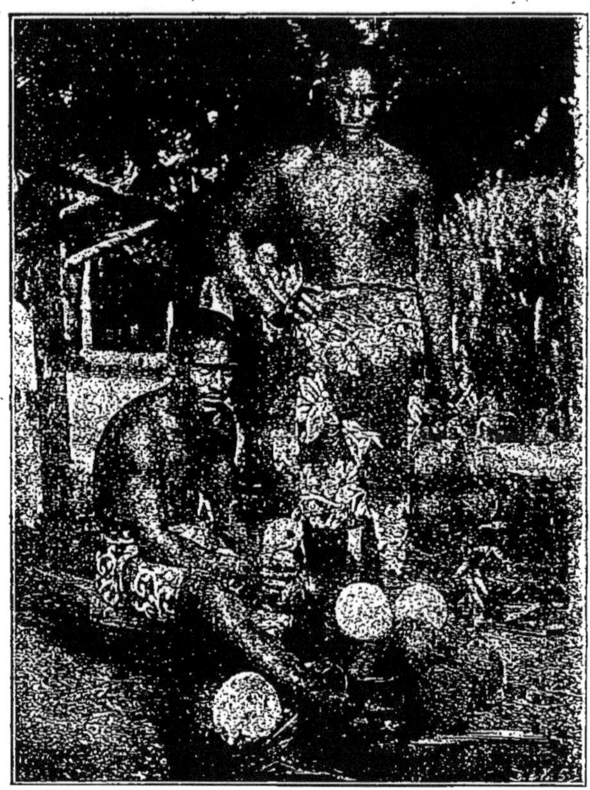

Indigènes tahitiens préparant leur nourriture

lienne ou péruvienne, avec la piastre d'argent comme unité monétaire. L'avilissement métallique et la dépréciation de la piastre sur les marchés d'Amérique ont servi largement les intérêts de quelques spéculateurs qui ont progressivement inondé nos Etablissements de cette marchandise spéciale, d'autant plus facile à écouler pour les paiements que la monnaie légale se raréfie toujours quoi qu'on fasse.

Par cette spéculation, l'avilissement de la piastre s'est également accentué de plus en plus à Tahiti. Aujourd'hui, cette unité monétaire, qui équivaut en poids et dimensions à la pièce de 5 francs en argent, ne vaut que 2 fr. 15, et elle est appelée à descendre encore jusqu'à ce qu'elle soit sensiblement égale à la valeur intrinsèque de l'argent en lingot, c'est-à-dire environ 2 francs, et qu'ainsi son importation ne puisse plus procurer aucun bénéfice appréciable aux spéculateurs. Cet état de choses préjudiciable aux transactions commerciales en général a, à maintes reprises, attiré l'attention de l'administration locale et du Conseil général. Mais il paraît, quant à présent, à peu près impossible de faire disparaître cette monnaie illégale, qui n'est en réalité qu'une marchandise ayant un cours variable.

Toutes les méthodes préconisées pour supprimer l'argent chilien et ses inconvénients ont été, après mûr examen, reconnues aussi dispendieuses que peu efficaces.

L'ignorance native de la plupart des indigènes en matière commerciale les conduit à préférer l'argent chilien à l'argent français ; c'est ainsi que, pour le paiement de leurs produits ou de leurs salaires, ils acceptent plutôt deux piastres que 5 francs, bien qu'actuellement ces deux piastres ne fassent que 4 fr. 50 environ. Ce mauvais calcul qu'ils ne veulent pas comprendre est le principal obstacle à la suppression de la monnaie chilienne dans la colonie.

Force armée. — La garnison de Tahiti se compose d'un détachement de 45 hommes d'artillerie, sous les ordres d'un capitaine, et d'une compagnie d'Infanterie de Marine appartenant au bataillon de la Nouvelle-Calédonie.

Un détachement de gendarmerie coloniale de 50 hommes, commandé par un lieutenant, est chargé de la police dans tous les archipels.

Marine. — La station locale se compose de l'aviso-transport

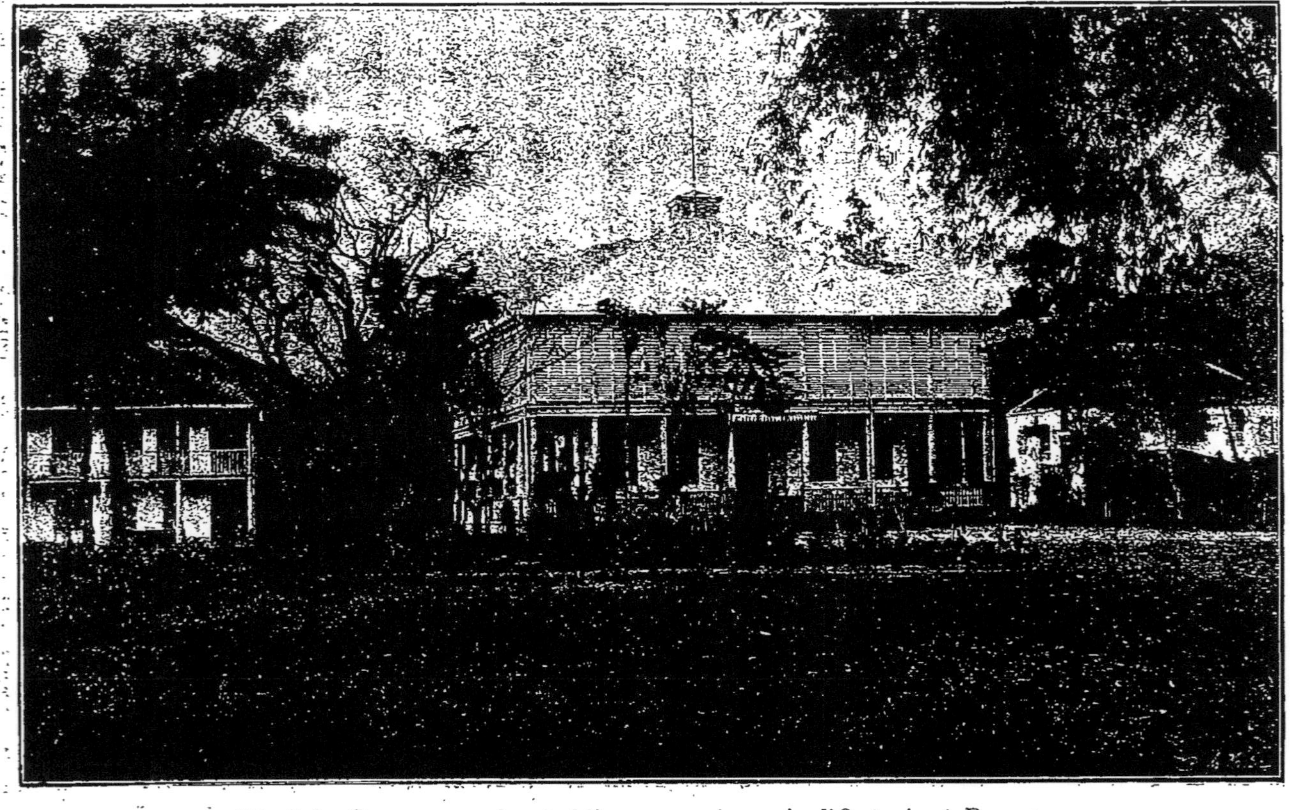

Hôtel du Gouverneur des établissements français d'Océanie, à Papeete

Aube et de la goëlette à voiles *Papeete*, formant ensemble un effectif de 150 hommes. La division navale du Pacifique, de laquelle relève la station locale, est représentée par le croiseur *Duguay-Trouin* (1).

Papeete. — Située à 10 kilomètres Ouest de la pointe Vénus, la rade de Papeete devint de bonne heure, par l'excellence de son mouillage et de son emplacement à proximité de nombreux cours d'eau, le point de relâche des navigateurs qui, après Cook, vinrent visiter Tahiti. Cette situation avantageuse et le passage fréquent des navires européens attira sur le littoral de cette baie une agglomération d'indigènes qui fut le noyau de la ville actuelle.

Erigée en commune depuis 1890 et administrée par un maire assisté d'un conseil municipal, Papeete compte aujourd'hui 4,150 habitants, dont environ 800 Français, 2,850 indigènes et 500 étrangers ; dans ce dernier chiffre se trouvent 180 Chinois. C'est le centre commercial et le chef-lieu des Etablissements français de l'Océanie.

La ville, qui disparaît sous une voûte de verdure, n'a guère que trois ou quatre cents mètres de largeur entre les montagnes et la mer. Elle se développe en demi-cercle autour de la rade sur une étendue de 2 kilomètres. De nombreuses voies plantées d'arbres la sillonnent en tous sens. Les plus importantes sont : la rue de l'Est, la rue de Rivoli et la rue de l'Ouest qui se font suite et traversent la ville d'un bout à l'autre, les quais et l'avenue Bruat remarquable par sa double rangée de grands arbres.

A signaler aussi, quoiqu'en dehors de Papeete, la magnifique avenue de Fautana, longue de plus d'un kilomètre, près

(1) La suppression de la Station locale vient d'être prononcée ; les unités qui la composaient feront désormais partie de la Division orientale du Pacifique.

de l'embouchure de la rivière du même nom et dans le voisinage de la ville. C'est la promenade favorite des habitants de Papeete, c'est le bois de Boulogne de cette minuscule capitale.

L'hôtel du Gouverneur, le palais du Roi construit par le Gouvernement français vers 1860, la cathédrale, le Palais de Justice, l'hôpital et les casernes sont les principaux monuments de la ville.

Au point de vue industriel, on doit signaler principalement les ateliers de construction de bateaux, la cale de halage et les ateliers de la direction d'artillerie (forges et fonderies).

Papeete est le siège d'une Chambre d'agriculture et d'une Chambre de commerce.

La Municipalité possède une bibliothèque publique de 2,000 volumes.

Près de la ville se trouve un Jardin botanique appelé Jardin Raoul, du nom de son fondateur, et placé sous la direction de la Chambre d'agriculture.

D'importantes études viennent d'être faites et un projet a été établi dans le but d'utiliser les eaux de la Fautaua à la production de la force électrique pour l'éclairage de la ville.

Une Société philharmonique, bien que de fondation récente, a su, par de louables efforts et des progrès rapides, atteindre un résultat qu'on n'osait espérer à son début.

Aujourd'hui, elle attire la population de Papeete tout entière aux délicieux concerts qu'elle donne dans le Palais des Pomaré converti en salle de spectacle

Une autre Société vient également de se fonder à Papeete : celle des Excursionnistes.

Elle a pour but, comme son nom l'indique, d'abord d'organiser des excursions attrayantes et instructives à travers les régions encore inexplorées de Tahiti, et ensuite d'aviser au moyen d'introduire dans l'île toutes les espèces d'animaux ou essences d'arbres et de plantes susceptibles de développer le mouvement agricole de la colonie.

La Société compte déjà de nombreux adhérents et il est à présumer que les heureux effets d'ordre intellectuel et moral qu'elle est appelée à produire sur la jeunesse du pays contribuera puissamment à sa prospérité.

Il existe aussi une Société de secours mutuels, « la Fraternelle », qui fonctionne depuis de nombreuses années, ainsi qu'une Société coopérative de consommation, et une section des Prévoyants de l'avenir, dont le siège est à Paris.

Etablissements scolaires. — L'enseignement scolaire est assez développé à Papeete.

Trois écoles de garçons luttent d'ardeur pour donner à la jeunesse tahitienne une instruction primaire solide.

Entre l'école des Frères de Ploërmel qui compte 175 élèves, répartis en 6 classes, et celle de la Mission protestante qui instruit 140 garçons, l'école laïque, avec instituteur métropolitain, a réussi, après plusieurs essais infructueux, à s'établir définitivement. Elle compte aujourd'hui 35 élèves.

De même pour les jeunes filles, entre l'Institution des Sœurs de Saint-Joseph de Cluny (210 élèves) et celle patronnée par le culte protestant (275 élèves) toutes deux très méritantes, une école laïque s'est enfin constituée depuis un an.

Un nombreux personnel métropolitain étant trop dispendieux pour les ressources de la colonie, c'est parmi les élèves munis du brevet élémentaire et sortant des écoles de Papeete que sont principalement recrutés les maîtres et maîtresses chargés d'instruire les jeunes Tahitiens dans les districts, et de les familiariser avec notre langue.

IV. — GÉOGRAPHIE ÉCONOMIQUE (1)

Faune. — En dehors des animaux domestiques introduits

(1) Cette partie a été préparée par des documents et un rapport fournis par M. Goupil, Président de la Chambre d'agriculture à Tahiti.

à Tahiti qui y ont prospéré, et du porc sauvage que les premiers navigateurs y ont trouvé, les quadrupèdes sont inconnus dans les îles de la Société.

On pourrait presque en dire autant des oiseaux. L'ornithologie de Tahiti est limitée à une sorte de pigeon appelé *rupe*, à une colombe verte, l'*oupa*, à un martin-pêcheur, le *ruro*, à un oiseau brun ayant la queue en éventail, appelé *itatai*, à deux oiseaux chanteurs, l'*omamao* et l'*otatare*, et enfin à deux oiseaux des plages, le *torea*, sorte de pluvier, et l'*otuu*, héron crabier de petite taille. Indépendamment des volatiles domestiques, poules, dindons, paons, canards, pintades qui y ont été acclimatés sans peine, des oiseaux exotiques ont été introduits avec succès, ce sont : le *donacol*, espèce de bec de corail qui s'est multiplié avec une rapidité extraordinaire, le *merle des Moluques*, insectivore précieux, le *pape*, passereau importé de la Nouvelle-Calédonie, la *tourterelle verte*, de même origine, et le *bengali*.

Les poissons de rivière sont le *nato*, sorte de truite d'un goût excellent, et un petit poisson noir appelé *oopu*. Les anguilles y sont très belles ; les ruisseaux fournissent aussi une grosse crevette semblable aux *langostines* des côtes d'Espagne. Le poisson de mer abonde. Il y est de toutes formes et de toutes couleurs. Les plages tahitiennes peuvent à bon droit être considérées comme le paradis de l'ichtyophage et de l'ichtyologiste.

Flore. — Si la zoologie tahitienne ne peut, à raison de sa pauvreté, fournir matière à une longue description, il n'en est pas de même de la flore ; si bien qu'après avoir été bref pour a faune, parce qu'elle est à peu près nulle, on est obligé d'être également bref pour la flore, parce qu'elle est trop riche.

Cependant avant l'arrivée des Européens à Tahiti la végétation, quoique d'une intensité remarquable, ne comprenait guère que 550 espèces de plantes ou arbres.

Aujourd'hui ce nombre a plus que quadruplé par l'introduction constante des espèces tropicales qui, toutes, s'acclimatent et se développent admirablement dans le sol tahitien.

Minéralogie. — Comme le règne animal, le règne minéral est très pauvre à Tahiti. En dehors des pierres et du corail qui servent pour les travaux de maçonnerie, la minéralogie n'offre aucun intérêt. La chaux ordinaire employée dans la colonie est également préparée avec le corail. Il n'y a pas trace de sels ou de combustibles. Quant aux métaux, la présence du fer a été constatée, mais dans de faibles proportions.

Disons toutefois que l'étude minéralogique des îles Tahiti et Moorea ne paraît pas avoir été sérieusement entreprise jusqu'à ce jour.

Culture. — La grande culture n'est pas connue à Tahiti. Le seul domaine où elle serait possible est celui d'Atimaono, dont la superficie totale est de 4,000 hectares. Longtemps exploité par une compagnie agricole pour la culture du coton, il est maintenant complètement en friche, par suite de la baisse considérable survenue sur ce produit industriel et du manque de bras pour l'entreprise de nouvelles cultures.

De nombreux troupeaux de bétail y vivent actuellement à l'état sauvage.

Ce vaste et riche domaine est à vendre. Puissent quelques intelligents colons en devenir acquéreurs et y faire revivre une nouvelle ère de prospérité et de richesse dont les résultats bienfaisants se feraient sentir sur tout le pays (1).

Les principales cultures adoptées aujourd'hui à Tahiti et Moorea sont celles de la canne à sucre, du cocotier, du café et de la vanille. Ensuite viennent les fourrages, le maïs, le tabac, les fruits, les légumes.

---

(1) Des négociations viennent d'être entamées avec la Caisse agricole, dont l'intention serait de doter la colonie d'un terrain domanial qu'elle céderait après morcellement à des colons agriculteurs.

Développement de l'Agriculture. — L'institution du Protectorat de la France sur Tahiti (1842) ayant donné lieu à des difficultés qui ne furent définitivement réglées qu'après une longue campagne de guerre, ce n'est qu'en 1848, après le réta-

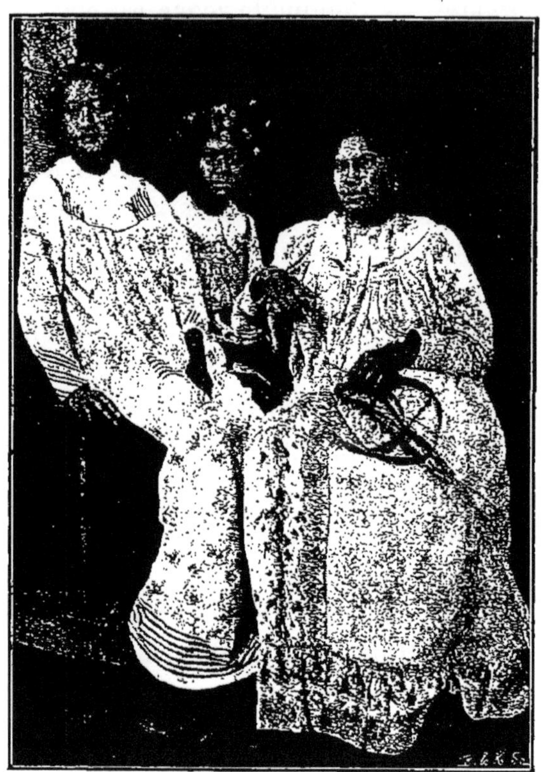

Tahitiennes tressant des chapeaux de paille

blissement de la paix, que les travaux agricoles purent reprendre leur cours.

Toutefois l'existence de la vaine pâture constituait un sérieux obstacle à la création des plantations, aussi n'est-ce qu'après son abolition, d'abord partielle, puis totale que l'on put songer à travailler avec méthode.

On s'accorde généralement à reconnaître que le quart de la superficie totale des îles Tahiti et Moorea est cultivable, ce qui donnerait 25,000 hectares pour Tahiti et 3,500 pour Moorera.

Vers 1862, des encouragements furent donnés aux agriculteurs et des produits comme le coton, le café, le tabac, le sucre, la vanille, en dehors des végétaux spéciaux à la colonie, firent leur apparition aux quelques expositions agricoles tenues depuis cette époque.

En 1863, sous le gouvernement de M. de la Richerie, qui l'avait puissamment encouragée, l'agriculture fit de grands progrès. Cent mille francs furent affectés à son développement.

Cette somme était ainsi répartie :

40.000 fr.	pour les	caféiers à raison de	1.000 fr. par	hectolitre.
10.000	—	cacaoyers	500	—
2.080	—	cotonniers	100	—
2.000	—	cannes à sucre	100	—
2.000	—	prairies artificielles	100	—
5.000	—	cocotiers	50	—
10.000	—	élevage		
15.000	—	huile de coco		
5.000	—	vanille		
3.000	—	tabac.		

L'impulsion fut réelle ; des plantations de café et plusieurs grandes plantations de cocotiers furent créées alors et ne cessèrent de produire depuis, récompensant largement les propriétaires de leurs efforts.

Cette année 1863 constatait aussi un accroissement notable dans la culture du coton.

C'est depuis cette époque, qui a vu naître la grande compagnie anglaise d'Atimaono, que le coton de Tahiti a été apprécié sur les marchés européens où il était exporté en grande quantité, grâce à la guerre civile qui avait arrêté la production américaine.

L'exportation en 1865 et 1866 a atteint deux millions et demi.

C'est aussi de 1865 que datent les premiers essais sérieux de culture de la canne. Ces essais faits sur une superficie de quinze hectares donnèrent de médiocres résultats quant au rendement par hectare, mais excellents quant à la qualité. Les quinze hectares en question fournirent alors 21.400 kilos de sucre, soit environ une tonne et demie par hectare. Ce n'était pas la faute de la terre, mais celle des procédés de culture, puisque la même plantation, exploitée par d'autres, donne aujourd'hui environ sept tonnes à l'hectare sans aucun engrais.

Cette culture n'a jamais été complètement délaissée, mais elle a failli disparaître. La production des sucres étrangers (Maurice, Fidji, Queensland) avait atteint de telles proportions, que les planteurs, découragés, ne faisaient plus guère que du rhum qui, trop abondant, se vendait lui-même fort mal. La Chambre d'agriculture en 1887 s'émut de cette situation et, après de longs débats, recommanda comme remède l'établissement d'une taxe protectrice de l'industrie sucrière. Ce vœu ayant été favorablement accueilli, la taxe fut votée, mais elle dut être retirée à cause de son caractère douanier, qui exigeait l'intervention du pouvoir métropolitain.

Elle fut heureusement rétablie par le décret sur l'octroi de mer et la loi douanière de 1892. Cette industrie a pu, depuis lors, améliorer son matériel et réaliser de réels progrès.

Il a été fait, en 1860, une visite des cultures des îles Tahiti et Moorea, puis encore en 1878, mais aucun tableau des résultats constatés n'a été établi, de sorte qu'il n'est pas possible de faire connaître l'étendue de chacune des cultures existant à ces diverses époques dans ces îles.

Ce n'est qu'en 1884 qu'un recensement avec tableau synoptique a été fait. Il en ressortait que la superficie cultivée était de 3,255 hectares, dans lesquels les cocotiers figurent pour 2,279, ce qui laissait 976 pour les autres cultures.

C'est le cotonnier qui, à cette époque, occupait la plus grande surface, après le cocotier : 467 hectares. Cette culture a été abandonnée depuis, malgré les efforts tentés en 1887 pour les relever. Voici d'ailleurs le tableau dressé en 1884 :

Cotonnier..................	467	hectares
Cocotier..................	2.270	—
Canne à sucre............	74	—
Caféier..................	27	—
Tabac..................	5	—
Vanille......	81	—
Maïs........	39	—
Fourrage................	50	—
Vivres cultivés...........	223	—
Légumes.................	10	—
	3.255	hectares

Les orangers ne sont pas indiqués en tant que superficie couverte, ces arbres croissant à l'état naturel et étant disséminés un peu partout. Ils avaient néanmoins fourni à l'exportation 700,000 oranges valant 175,000 francs.

Il a été fait, en 1891, un autre recensement très incomplet qui n'a porté que sur les plantations dont les propriétaires ont demandé l'inscription, ce qui laissait en dehors les autres, dont quelques-unes importantes, encore ne donna-t-il aucun renseignement sur les cocotiers et les prairies artificielles, dont les plantations, capricieusement espacées, n'ont pas permis à la commission d'en faire le dénombrement, ni d'en mesurer l'étendue.

Les cultures visitées se répartissaient ainsi pour les deux iles :

	Tahiti	Moorea	Totaux	
	—	—	—	
Coton.............	129	169	298	hectares
Vanille	186	5	191	—
Café.........	41	18	59	—
Cannes à sucre.....	133	»	133	—
Enfin les cultures diverses couvraient			28	—
Soit un total de...........			709	hectares

Les plantations n'ont pas été visitées depuis l'année 1891, toutefois on peut dire que :

Le *coton*, s'il n'a pas complètement disparu, est du moins en décroissance marquée par suite de la vileté de son prix ;

La *vanille* a quadruplé son étendue, par suite de la hausse marquée qui s'est faite depuis 1895 sur ce parfum ;

Le *café* a plus que doublé sa surface pour une raison analogue ;

La *canne à sucre* a également doublé sa production sous l'influence des mesures protectrices plus haut signalées.

A en juger par le nombre de plants délivrés depuis quelques années par le jardin Raoul, on peut assurer que la culture du café et du cacao se développe à Tahiti ; sous les auspices de la Chambre d'agriculture, une plantation de café et de cacao, selon les méthodes rationnelles, se crée à deux kilomètres de Papeete. On espère que les résultats seront de nature à encourager la population agricole dans cette voie.

Céréales. — La culture des céréales proprement dite est inconnue à Tahiti. Le riz a été tenté autrefois, mais les essais ont été coûteux et n'ont pas été renouvelés.

Le maïs vient bien et les récoltes sont abondantes. Dans

des conditions favorables, la récolte se fait cent jours après le semis. Cette culture n'est pas développée ainsi qu'elle devrait l'être, capable qu'elle est de restreindre, sinon arrêter, l'importation de l'orge qui coûte à la colonie environ 60,000 francs.

Le manioc est toujours cultivé à Tahiti et à Moorea, mais il n'est l'objet d'aucun commerce avec l'extérieur, étant consommé totalement dans la colonie même.

La culture vivrière est peu répandue, eu égard au chiffre de la population, ce qui est attribué à la préférence accordée par les indigènes aux fruits à pain et aux féï, qui croissent naturellement auprès des habitations et dans les vallées.

Élevage. — Les renseignements font défaut sur le nombre d'hectares consacrés aux pâturages.

Les espèces élevées sont celles chevaline, bovine, ovine et porcine. Les chevaux sont de petite taille, mais ont généralement du fond et de l'endurance. Produits de croisements de races importées des pays voisins, souvent opérés au hasard des rencontres, par conséquent sans méthode, les chevaux tahitiens vont s'abâtardissant, à ce point que pour y remédier la Chambre d'agriculture vient, par un récent vote, de solliciter de l'Administration une réglementation visant à la sélection des étalons. Cette assemblée a aussi introduit de Californie un étalon de race.

L'espèce bovine réussit fort bien, malheureusement, comme pour les chevaux, les animaux reproducteurs ne sont généralement l'objet d'aucun choix.

L'espèce ovine est peu représentée, la plupart des essais tentés n'ayant pas donné de bons résultats à cause de l'humidité des lieux adoptés pour le pâturage de ces animaux. Les quelques tentatives faites dans les endroits dégagés et secs ont, en revanche, parfaitement réussi. Le mouton, dit *Leicester*, de la Nouvelle-Zélande, paraît être celui qui s'acclimate le mieux dans la colonie.

La race porcine est très répandue, mais la plupart des porcs vivent encore à l'état errant.

Voici d'ailleurs les quantités d'animaux recensés en 1884 et 1887 :

	1884	1897
Chevaux	1.197	2.326
Anes	7	7
Mulets	14	30
Béliers et brebis	427	311
Taureaux, bœufs, veaux, vaches, génisses	2.328	2.636
Porcs	11.128	6.436

La quantité des porcs constatée en 1884, était une simple estimation comprenant les animaux errants, ce qui explique la différence avec les chiffres de 1897.

Le tableau ci-dessus ne s'occupe que des îles Tahiti et Moorea. Les renseignements font défaut pour les autres archipels.

Le bétail n'est l'objet d'aucun commerce avec l'extérieur. La colonie en importe même de Nouvelle-Zélande, bien qu'elle en produise, avec le stock des îles Marquises, en quantité plus que suffisante pour ses besoins. Cette anomalie est expliquée par les difficultés de capture et de transport du bétail local.

Les bœufs et les vaches pèsent un poids moyen de 250 kilog. Les moutons 30 kilog. et les porcs, 70 kilog., le tout sur pied.

Les moyens propres à développer l'élevage consisteraient dans une taxe prohibitive sur le bétail étranger et l'amélioration des moyens de transport dans les districts de Tahiti.

Moyens de communications commerciales et postales. — 1° *Autour de l'île Tahiti* — Une route de 160 kilomètres fait le tour de Tahiti et met en relation Papeete avec les autres centres de population. Dans la petite presqu'île, la voie n'est qu'un large sentier, à peine praticable aux voitures.

Le service postal autour de l'île est assuré quotidiennement par une entreprise de voitures publiques.

L'intérieur montagneux de Tahiti ne permet pas l'établissement de voies transversales accessibles aux véhicules. On ne peut y pénétrer qu'à cheval ou à pied par de nombreux sentiers qui deviennent de plus en plus rares au fur et à mesure qu'on remonte les vallées ou qu'on s'élève sur le flanc des montagnes.

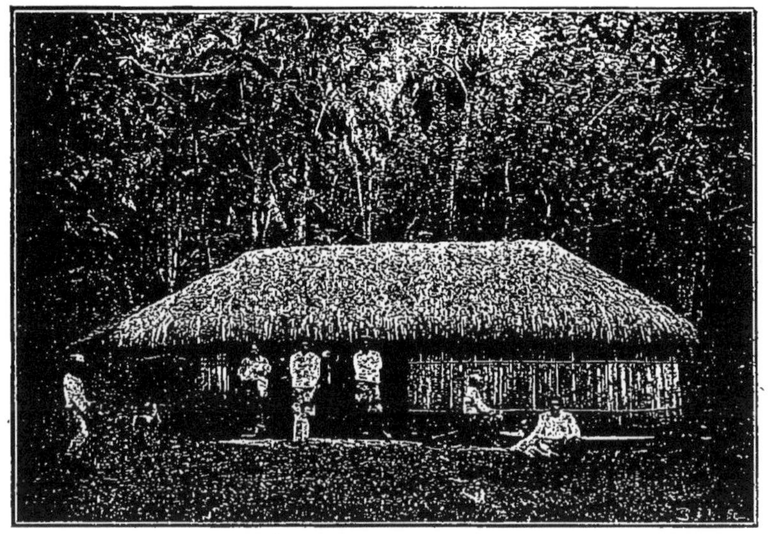

Case indigène à Tahiti

Plusieurs fois a été soulevée la question de la création d'un chemin de fer à voie étroite sur la partie Ouest du pourtour de l'île. Mais cet important projet est subordonné au développement commercial qu'apporteraient dans la colonie les vapeurs de la ligne de San Francisco.

2° *Entre les archipels.* — Papeete est relié par des services maritimes réguliers avec tous les archipels de nos Etablissements océaniens.

Jusqu'en 1897, la voile était l'unique moyen de transport faisant communiquer les archipels entre eux. Depuis cette époque une ligne subventionnée, à vapeur, met en communications rapides et régulières les principales îles de la colonie. Les départs ont lieu tous les 28 jours de Papeete.

L'unique vapeur de la ligne dessert d'abord 4 îles des Tuamotu, continue son parcours sur les Marquises, touche à Taiohae et à Atuana et revient sur Papeete en visitant 4 autres îles Tuamotu. Ce premier trajet dure 18 jours.

Le même vapeur repart le lendemain de son arrivée pour les Iles-sous-le-Vent, touche à Huahine, Raitea et Borabora et fait escale à Moorea, aller et retour.

Un service hebdomadaire existe en outre avec Moorea, au moyen de l'unique remorqueur attaché au port de Papeete.

De nombreuses baleinières et pirogues construites par les indigènes viennent journellement de Moorea et de tout le littoral de Tahiti, apporter à Papeete les divers produits de ces deux îles.

Les îles Gambier, Tubuai et Rapa, sont reliés au chef-lieu par une goëlette subventionnée, effectuant 4 voyages par an.

Indépendamment de ces services réguliers, subventionnés spécialement pour assurer le transport de la correspondance postale, il existe de nombreux côtres et goëlettes circulant dans tous les archipels, surtout entre Papeete et les Tuamotu. Tous ces petits voiliers, qui assurent également le transport des dépêches postales, rendent la circulation à l'intérieur de la colonie, sinon rapide, du moins très active.

3° *Avec l'Amérique et l'Europe.* — La voie la plus directe et la moins longue reliant nos possessions océaniennes avec l'Europe est celle d'Amérique, par San Francisco et New-

York (1). C'est celle qui est adoptée depuis de nombreuses années pour le transport des dépêches postales.

De Papeete à San Francisco, le parcours est assuré par des voiliers américains partant du 12 au 15 de chaque mois et effectuant la traversée dans une durée moyenne de trente-cinq jours.

La traversée de l'Amérique est de cinq jours et celle de l'Atlantique d'environ une semaine. A New-York, le courrier emprunte une des nombreuses lignes des paquebots anglais, allemands et français reliant journellement l'Amérique à l'Europe. Les paquebots les plus rapides (anglais et allemands) effectuent actuellement le voyage en cinq ou six jours. En résumé, Tahiti est donc à environ quarante-huit jours de la Métropole.

Le retour, de France à Tahiti, s'effectue dans une moyenne de quarante-cinq jours (2). Cette légère différence provient de l'influence des vents alizés qui favorisent toujours davantage la traversée de retour des voiliers. Les départs de San Francisco ont lieu le 1er de chaque mois ; le voyage de retour comporte une escale à Taiohae (îles Marquises) (3).

Le prix du passage de Tahiti en France, par San Francisco,

---

(1) Par la voie du Havre et d'Amérique, Tahiti est à 18.000 kilomètres de France, en chiffres ronds, se décomposant comme suit :

Traversée de l'Atlantique	5.800 kilom.
— de l'Amérique	5.000 —
— du Pacifique	7.000 —

Par Marseille et l'Australie, on compte 26.000 kilomètres :

de Marseille à Colombo (Ceylan)	9.300 kilom.
de Colombo à Sydney	10.200 —
de Sydney à Auckland	2.400 —
d'Auckland à Tahiti	4.100 —

(2) Les dépêches postales de Paris pour Tahiti sont acheminées par les paquebots partant du Havre tous les samedis.

(3) Depuis le 1er janvier 1899, les armateurs des voiliers, alléguant diverses raisons d'intérêt commercial, ont refusé de renouveler leur marché annuel pour le transport du courrier. Les dispositions provisoires qui ont été prises à la suite de ce refus n'exigent plus, présentement, de ces voiliers le caractère de périodicité qui existait précédemment. L'opportunité de la création d'une ligne à vapeur se fait donc sentir plus que jamais.

New-York et le Havre, est de 1,400 francs en 1re classe et de 900 francs en seconde.

De tous les pays du monde, Tahiti est peut-être le seul qui emploie encore la navigation à voile comme moyen de transport maritime postal. Depuis de longues années, divers projets ont été étudiés et proposés pour substituer la vapeur à ce système suranné de communications périodiques ; mais jusqu'à ce jour aucun n'a pu aboutir, soit par suite de mauvaise entente entre les parties intéressées, soit surtout en raison du chiffre relativement élevé de la subvention demandée.

Bref, cette question de création d'une ligne à vapeur est toujours pendante ; les récentes et nombreuses démarches de l'Administration locale lui ont donné un regain d'actualité qui semblerait augurer une solution définitive à bref délai. L'avènement très prochain du vingtième siècle inaugurera-t-il enfin cette ligne à vapeur tant souhaitée, qui mettrait Tahiti à quinze jours de San Francisco et à vingt-huit jours de France, et qui ouvrirait pour la colonie une ère de prospérité que son isolement et la lenteur actuelle de ses relations ont jusqu'alors entravée ? (1).

4° *Avec les pays anglais d'Australasie* — Une ligne à vapeur anglaise à service de vingt-huit jours, coïncidant avec la grande ligne des Messageries Maritimes de Sydney-Marseille, relie Tahiti à Auckland (Nouvelle-Zélande). La durée du trajet est de dix jours. Cette ligne met la colonie en relation avec l'Australie, la Nouvelle-Calédonie, les nombreuses îles du Pacifique occidental, l'Asie, la côte orientale d'Afrique, Madagascar, et l'Europe par la voie de Suez.

Par cette voie la durée du trajet de Tahiti en France et

---

(1) Des propositions viennent d'être faites par une maison française qui s'engagerait à relier par vapeurs Tahiti à Nouméa et Saïgon. Les correspondances pour la France seraient transbordées à Apia (Iles Samoa) et acheminées par les vapeurs anglais d'Auckland à San Francisco relâchant à Apia. Cette combinaison mettrait Tahiti à un mois de France.

vice-versa est de cinquante-cinq jours. Le prix du passage est de 1,800 francs en 1re classe et 1,100 francs en 2e classe.

Les correspondances postales et même les passagers de France peuvent effectuer le trajet en quarante-huit jours en prenant, par la voie anglaise de Brindisi, le vapeur qui part huit jours après celui de Marseille.

5o *Avec la France par bateaux à voile directs.* — Trois fois par an, Papeete est relié au port de Bordeaux par des voiliers de la maison Tandonnet, effectuant, soit par le cap de Bonne-Espérance, soit par le cap Horn, leur traversée en trois ou quatre mois.

Ces bateaux ne servent qu'aux transport des marchandises venant principalement de France, telles que charbon, matériaux, vins, produits alimentaires et manufacturés divers (voir Chapitre VII. — Importations). Ils s'en retournent chargés de coprah et de nacres, à destination de l'Anglerre ou de la France, et vont quelquefois compléter leur chargement sur la côte occidentale d'Amérique.

Communications télégraphiques. — La situation géographique de la colonie, sa configuration particulière, l'importance relativement faible de son commerce, ne lui permettent pas d'espérer être reliée par câble télégraphique avant longtemps aux continents américain ou australien.

La division multiple de son territoire empêche également toute installation télégraphique à l'intérieur.

Quant à Tahiti proprement dit, un réseau téléphonique desservant Papeete et rayonnant autour de l'île est le seul moyen de transmission électrique que l'on puisse projeter d'établir dans un avenir prochain.

Les télégrammes de France pour Tahiti sont taxés à raison de 1 fr. 90 le mot, par la voie de Californie. A cette taxe principale il faut ajouter 1 fr. 25 pour transport postal à partir de San Francisco, avec la mention taxée, « Poste San Francisco. »

Suivant la date à laquelle on se trouve, par rapport aux départs des bateaux de San Francisco ou d'Auckland pour Tahiti, il est quelquefois plus expéditif d'emprunter la voie télégraphique de Nouvelle-Zélande dont la taxe par mot est de 6 fr. 20.

Existence matérielle. — L'existence matérielle est assez difficile pour l'Européen habitant Tahiti.

On ne sera pas surpris de ce détail si l'on considère : 1° le peu de développement qu'ont atteint, jusqu'à présent, les ressources du pays et la nécessité qui en résulte de s' approvisionner de presque tout à l'extérieur ; 2° le grand éloignement de la colonie de tout centre de production important ; 3° le taux élevé des tarifs de transport dû à la longueur des parcours ; 4° l'indolence native des indigènes et leur obstination à ne pas vouloir vendre des terres qu'ils laissent presque toalement incultes, alors qu'entre les mains de colons travailleurs elles pourraient devenir une source de richesse générale en augmentant les exportations et diminuant les importations.

La domesticité y est très chère et le recrutement de bons serviteurs n'est pas chose facile. Le peu de soumission de l'indigène tahitien vis-à-vis des maîtres, son penchant inné pour l'oisiveté et les plaisirs, le rendent peu apte au rôle de domestique. Rien ne saurait le retenir quand il a résolu de cesser son service pour un motif souvent futile, comme par exemple, changer de résidence ou d'emploi, ou bien jouir immédiatement des quelques économies qu'il a pu faire. Les mêmes considérations s'appliquent à la femme indigène.

Quelques chiffres pris au hasard des dépenses courantes donneront un aperçu de ce que coûte la vie matérielle à Tahiti.

1 kilog. de pain se paie 0 fr. 65.

1 litre de vin ordinaire, 0 fr. 60.

1 kilog. de pommes de terre d'importation, 0 fr. 50.

1 kilog. de beurre en boîte, 4 fr. 50.

1 kilog. de sucre, 1,25.

1 kilog. de bœuf frais, de 1 fr. 75 à 2 fr.

1 litre de lait, 0 fr. 40.

1 paire de bottines, 25 fr.

1 paire de chaussettes, de 2 fr. à 4 fr.

1 tricot de coton, de 2 fr. 50 à 4 fr.

1 coupe de cheveux, 1 fr.

1 journée de charpentier, de 6 fr. à 10 fr.

1 — forgeron, de 8 fr. à 12 fr.

1 domestique (par mois), de 75 à 100 fr.

1 bonne (par mois), de 25 fr. à 30 fr.

1 loyer de garçon à Papeete, par mois, en moyenne 50 fr.

1 loyer pour famille, de 50 à 100 fr.

Location d'un cheval et d'une voiture, par jour, 25 fr.

Blanchissage pour un homme (par mois), de 10 à 15 francs.

La plupart des légumes d'Europe peuvent être cultivés à Tahiti ; leur prix est assez variable suivant la période de l'année ; mais en général ces produits sont plutôt vendus à bon marché, sauf quelques espèces, le chou principalement. On paie un chou de moyenne grosseur de 0 fr. 75 à 1 fr., tandis qu'un demi-kilog. de haricots verts ne coûte guère que 0 fr. 25.

En raison de la température tropicale, les légumes ne produisent qu'une graine de mauvaise qualité, ne donnant elle-même que des plantes dégénérées ; ce n'est donc qu'avec des graines venant des pays tempérés que les semences sont renouvelées. Certains légumes, tels que le chou, peuvent se reproduire par boutures.

Presque tous les légumes consommés à Papeete sont cultivés et vendus par des Chinois.

Le porc, la volaille et le poisson, très abondants, s'obtiennent relativement à bon marché : on a un poulet pour 1 fr. 50 à 2 fr. et une douzaine d'œufs pour 1 fr. 25.

CHAPITRE II

Iles-sous-le-Vent

Description géographique et découverte. — Précis historique. — Administration. — Religion. — Ecoles.
Raiatea-Tahaa. — Cultures. — Population. — Chef-lieu. — Routes.
Huahine. — Description géographique. — Productions. — Population.
Bora-Bora. — Description géographique. — Productions. — Population.
Tubuai-Manu. — *Motu-Iti.* — *Maupiti.* — *Mapihaa.* — *Bellinghausen.* — *Scilly.*

Description géographique et découverte. — Le groupe Nord-Ouest de l'archipel de la Société, désigné sous le nom d'Iles-Sous-le-Vent, est composé de 4 îles principales : Raiatea, Tahaa, Huahine, Bora-Bora, et de 6 îles plus petites : Tubuai-Manu, Motu-Iti, Maupiti, Mapihaa, Bellinghausen et Scilly.

Ces îles furent découvertes par Cook, en 1769.

Précis historique. — Les Iles-Sous-le-Vent sont considérées comme le berceau de la royauté et de l'ancienne religion aux Iles de la Société.

A la suite des opérations militaires qui affermirent définitivement nos droits sur Tahiti, la reine Pomare, sous l'influence du missionnaire et agent britannique Pritchard, obtint que les Iles-Sous-le-Vent resteraient indépendantes. Cette réserve fut même l'objet d'une convention entre la France et l'Angleterre (1847).

Plus tard, en 1888, à la suite de combinaisons diplomatiques avec le Cabinet de Londres, la convention de 1847 fut abrogée et les Iles-Sous-le-Vent furent rattachées administrativement à Tahiti, mais non toutefois sans nouvelles restrictions en faveur des habitants.

Ces restrictions et les menées actives d'un certain nombre d'étrangers opposés aux intérêts français suscitèrent, jusqu'en 1897, des troubles et des rébellions plus vexatoires que dangereuses pour l'autorité française.

La prise de possession, et l'annexion définitive de cet archipel, conclue par le Gouverneur Lacascade en mars 1888, n'apaisa que momentanément le groupe des rebelles.

Enfin, après plusieurs tentatives de pacification, opérées sans résultat par le Gouverneur Papinaud et M. Chessé, délégué de Tahiti, le Gouvernement de la République résolut d'en finir par une expédition militaire. A cet effet, les troupes de Tahiti, une compagnie d'infanterie de marine de Nouméa, le croiseur *Duguay-Trouin*, l'aviso-transport *Aube* et la goëlette *Papeete* furent mobilisés et entrèrent en campagne le 25 décembre 1896. Les îles de Raiatea et Tahaa furent mises en état de siège le 1er janvier 1897 ; en même temps, les troupes de terre traquèrent les rebelles dans les montagnes où ils espéraient se réfugier en sûreté. Après le bombardement de la côte de Tahaa et quelques petits engagements, où furent tués 25 rebelles et un sous-officier français, l'expédition se termina par la capture de Teraupoo, le chef des rebelles, 175 indigènes, pris les armes à la main, furent déportés à l'île Ua-Uka (Marquises), Teraupoo et 10 autres rebelles furent exilés à la Nouvelle-Calédonie (février 1897).

Aujourd'hui, les Iles-Sous-le-Vent sont complètement pacifiées, et M. Gallet, Chef de la Colonie, à qui reviennent déjà l'honneur et le mérite d'avoir, étant Gouverneur intérimaire, complété l'œuvre de ses prédécesseurs, s'occupe activement, par des mesures administratives et économiques, de faire fructifier cette fertile partie de notre domaine colonial.

Administration. — Depuis le mois de janvier 1898, l'organisation administrative de la colonie a été définitivement ap-

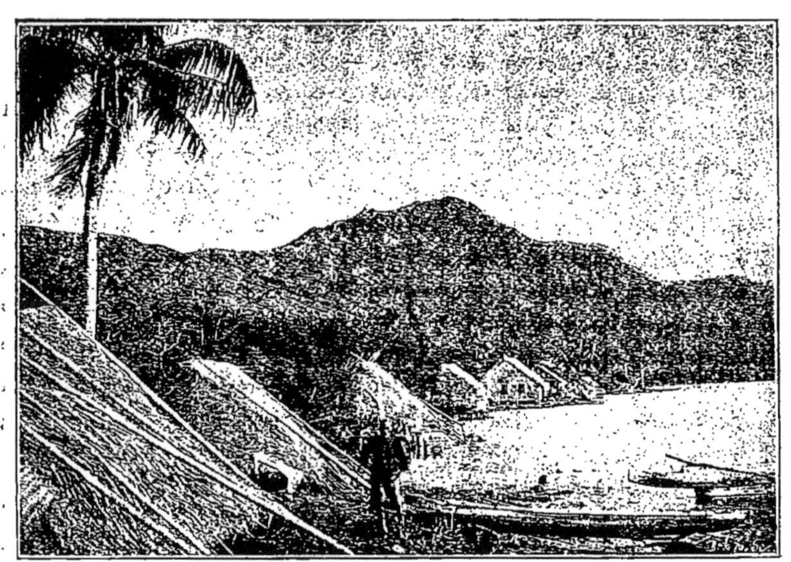

Vue de Tahaa (Iles-sous-le-Vent)

pliquée à cet archipel, qui jusqu'alors, et bien qu'annexé en principe, n'avait aucun système d'administration bien défini.

Les Iles-Sous-le-Vent forment un Etablissement secondaire ayant son budget spécial. Cet Etablissement est placé sous la haute autorité du Gouverneur de Tahiti, qui y exerce les pouvoirs qui lui sont dévolus par l'intermédiaire des chefs d'Administration et de service de la Colonie, et par celui de l'Administrateur de l'archipel.

Un agent spécial et une brigade de gendarmerie y assurent,

sous l'autorité directe de l'Administrateur, la marche des différents services publics.

Religion. — Tous les habitants des Iles-sous-le-Vent pratiquent la religion protestante. Les missionnaires mormons y font quelques prosélytes.

Ecoles. — Une école libre protestante fonctionne à Uturoa.

Il existe deux écoles publiques à Raiatea, l'une à Avera, l'autre à Tevaitoa. Tahaa, Huanine et Bora-Bora possèdent également une école publique.

RAIATEA-TAHAA. — Ces deux îles jumelles, situées à environ 100 milles de Tahiti, par 16° 45' de latitude Sud et 153° 52 de longitude Ouest, ne sont séparées que par un chenal de 3 à 4 milles de large. Une même ceinture de récifs les entoure, formant, à l'endroit où les 2 îles sont le plus rapprochées, un mouillage vaste et sûr. Plusieurs autres bons mouillages se rencontrent également sur différents points de la côte. Comme Tahiti, l'île de Raiatea est très montagneuse, très riche en cours d'eau et très fertile, surtout dans sa partie Sud. La plus haute montagne a 1,033 mètres.

Cultures. — Toutes les cultures tropicales peuvent y être entreprises avec une égale chance de réussite. Malheureusement, l'état perpétuel de troubles et le défaut d'organisation politique et sociale qui y a persisté jusqu'en 1897, ont beaucoup nui au développement du mouvement agricole et commercial dans tout l'archipel.

Jusqu'en 1898, la culture du cocotier était à peu près la seule qui y fût exploitée et encore elle a, dans ces dernières années, beaucoup eu à souffrir d'une maladie spéciale qui a sévi sur le cocotier.

Guidés et encouragés par les conseils éclairés de M. le Gouverneur Gallet, les colons et indigènes se livrent actuellement à la culture du café et de la vanille.

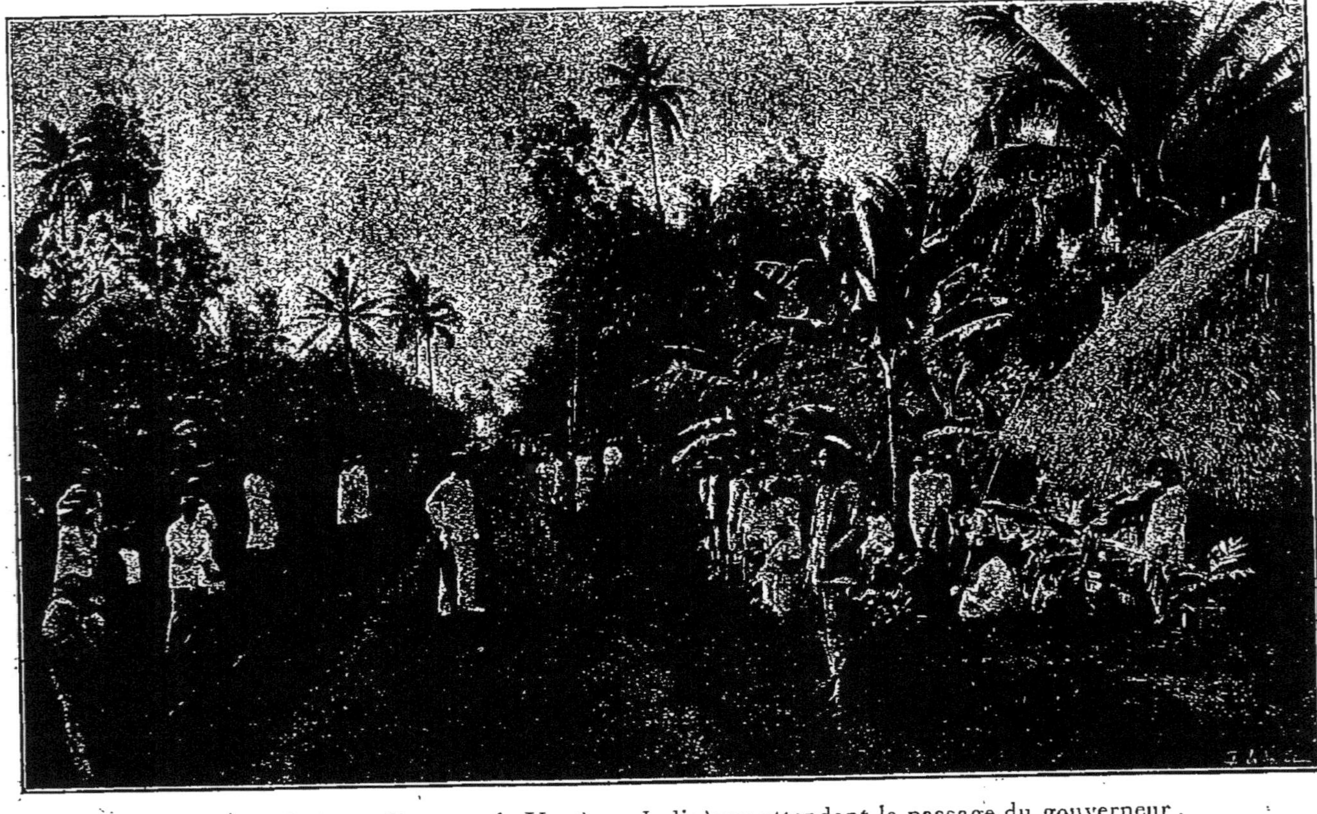

Route de Raiatéa (Iles-sous-le-Vent). — Indigènes attendant le passage du gouverneur.

Une plantation modèle pour la culture du café vient d'être créée par les soins de l'Administration à Raiatea.

On trouve, sur les bas-fonds formés par les récifs de Tahaa et de Raiatea, une espèce d'huitres comestibles d'une forme très irrégulière et très petite.

Population. — Raiatea compte 2,138 habitants et Tahaa 1,099.

Le principal centre de population est Uturoa, dans l'île Raiatea, en face de Tahaa et à la base du mont Tapioi, haut de 284 mètres, qui termine la pointe Nord de l'île. Le village, très resserré entre les montagnes et la mer, s'étend le long de la côte sur une voie unique de deux kilomètres de longueur.

Uturoa est le chef-lieu des Iles-Sous-le-Vent et la résidence de l'Administrateur. Par sa situation sur le chenal et son excellent mouillage, c'est aussi le centre du commerce de l'archipel. Malheureusement, ce point de l'île est relativement sec. L'eau, abondante partout ailleurs, fait presque défaut à Uturoa.

Le village d'Avera, ancien centre de rébellion, situé à 20 kilomètres Est d'Uturoa, est sous ce rapport beaucoup plus favorisé.

Routes. — Une jolie route, construite récemment par les indigènes sous l'habile initiative de l'Administrateur, relie les deux villages. Remarque particulière : les Raiatéens ont construit eux-mêmes les nombreux ponts que comporte cette voie, sans qu'il n'en ait rien coûté à l'Administration. Cette route se continue aussi à l'Ouest d'Uturoa sur un parcours de 12 kilomètres. Les facilités de relations qu'elles créent font prévoir que les indigènes n'hésiteront pas à la prolonger tout autour de l'Ile comme à Tahiti.

Les habitants de Tahaa, imitant l'exemple de leurs voisins, ont également entrepris des routes autour de leur île.

Huahine. — Cette île située par 16°49' de latitude Sud et 153°16 de longitude Ouest se trouve à une vingtaine de milles marins de Raiatea.

Elle est formée de deux massifs montagneux, reliés par un isthme légèrement submergé dans sa partie la plus basse.

La côte, très déchiquetée, forme d'étroites et profondes

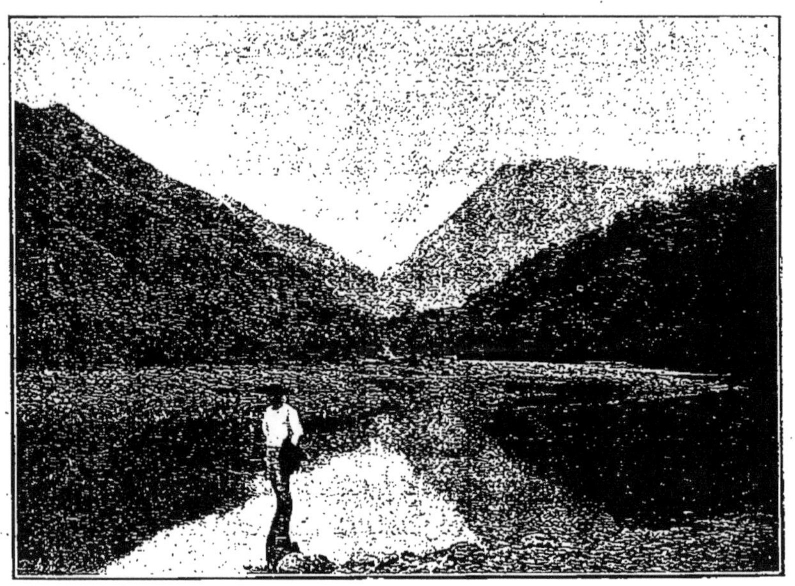

La vallée de Papenoo (île Tahiti)

baies protégées, du côté du large, par la ceinture de récifs qui entoure l'île.

Huahine possède deux lacs, à une faible distance de la côte : Fahuna iti (eau douce) et Fahuna rahi (eau saumâtre). Les rives du premier, très marécageuses, sont peuplées de canards sauvages. Le lac de Fahuna rahi, qui ne mesure pas moins de 4 kilomètres de long sur un de large, communique avec la mer par un canal long et étroit. Ce lac est très riche en poissons.

Le coprah est le principal produit de Huahine. Toutefois,

cette île, non moins fertile et non moins pittoresque que les précédentes, fournit également des ananas, des oranges, et on commence à y cultiver la vanille.

Les indigènes de Huanine, en raison du peu d'étendue de l'île et de ses nombreuses baies, peuvent facilement exploiter et transporter sur la plage les bois de construction. Quelques goëlettes ont même été construites dans l'île.

La population est d'environ 1,350 habitants. Le village le plus important est Farenuiatea, qui possède une bonne rade avec plusieurs débarcadères.

Bora-Bora. — A une distance de 40 milles marins à l'ouest de Raiatea, se trouve Bora-Bora, située par 16° 30' Sud et 154° 06' Ouest.

Cette île est constituée par un massif de hautes collines boisées, que domine un grand morne central de 725 mètres de hauteur, appelé pic de Pahia. Cette unique montagne donne à l'île, vue du large, l'aspect d'une immense pyramide dont la base semble plonger directement dans la mer.

Le littoral et les nombreuses petites vallées de Bora-Bora sont couverts d'une riche végétation qui n'a rien à envier à celle de Tahiti ou de Raiatea.

En raison de l'exiguité de l'île, l'aspect général est même plus séduisant.

Une île basse, ou plutôt un îlot appelé Tubuc, séparé de Bora-Bora par un chenal d'un mille, se trouve compris à l'intérieur de la même ceinture de récifs.

A l'Ouest une passe permet aux navires de pénétrer dans la grande et belle rade comprise entre les deux îles.

Le village principal est situé sur la rade même. On y remarque d'abord la jetée construite en corail et conduisant à une jolie place gazonnée autour de laquelle sont construits le temple, la maison du roi, le fare-hau ou maison commune, la maison d'école et plusieurs cases d'indigènes.

Bora-Bora compte une population de 1.260 habitants.

Les indigènes de cette île passent pour être très braves et très belliqueux. Cette qualité guerrière, assez difficile à apprécier aujourd'hui, est la consécration de plusieurs victoires importantes qu'ils auraient remportées sur les habitants des îles voisines, vers l'époque de l'arrivée des premiers Européens.

Le commerce de l'île est presque nul. Les cocos et le coprah sont à peu près les seuls produits exploités jusqu'à présent.

Tubuai-Manu ou Maiao. — Tubuai-Manu ou Maiao, à environ 55 milles Sud-Est de Huahine et à égale distance Ouest de Tahiti, ne compte guère que 200 habitants qui viennent de temps à autre, par baleinières, apporter à Papeete les quelques tonnes de coprah que produit annuellement leur île.

Motu-iti, Maupiti. — De Bora-Bora dépendent les petites îles de Motu-iti et de Maupiti qui, bien que peu élevées audessus de la mer, ainsi que la précédente, sont de constitution montagneuse.

Mapihaa, Bellinghausen et Scilly. — Plus à l'Ouest, entre 156° et 157° de longitude occidentale se trouvent les trois dernières îles qui composent l'archipel de la Société : Mapihaa, Bellinghausen et Scilly. Ces îlots sont, comme les Tuamotu, constitués par une couronne de récifs émergents, renfermant un lac intérieur. Quelques indigènes, vivant de cocos et du produit de leur pêche, habitent les deux premiers. Scilly, inhabitée, est exploitée périodiquement par les pêcheurs de nacre.

CHAPITRE III

Archipel des Marquises

Description géographique. — Découverte. — Prise de possession. Superficie. — Orographie. — Côtes. — Sources minérales. — Climat, météorologie.
Ethnographie. — Tatouages. — Costume. — Religion. — Instruction. — Population et dépopulation. — Centres principaux. — Administration.
Productions du pays. — Industrie. — Commerce. — Avenir des Marquises. — Moyens de communications.

Description géographique. — L'archipel des Marquises, situé entre 7° 50' et 10° 33' de latitude Sud, 140° 45' et 143°.5' de longitude ouest, est formé de deux groupes dont la découverte remonte à des époques différentes.

Le groupe Sud-Est comprend les îles : Hiva-Oa (La Dominique), Tauata, Fatuhiva (La Madeleine), Fatuhuka et Motane ; ces deux dernières sont inhabitées.

Le groupe Nord-Ouest se compose des îles Nuka-Hiva, Ua-Pu Ua-Uka et Eiao (île Masse), ainsi que de l'île Hatutu et des îlots Motuiti inhabités.

Découverte. — Le groupe Sud-Est fut découvert en 1595, par l'Espagnol Alvaro Mendana qui le désigna sous le nom d'îles Marquises, en l'honneur du marquis de Mendosa, vice-roi du Pérou, au service duquel était ce navigateur.

Deux siècles plus tard, en 1774, Cook reconnut et visita ce groupe et, en 1791, un navigateur français, appelé Marchand, découvrit le groupe Nord-Ouest. Le nom d'archipel de la Révolution qu'il lui donna n'a pas subsisté.

Prise de possession. — Les premiers missionnaires protestants arrivèrent aux Marquises à peu près à la même époque qu'à Tahiti. Les missionnaires catholiques vinrent plus tard et supplantèrent les premiers. Après une période de luttes entre les indigènes et les Américains, l'amiral Dupetit-Thouars prit possession de l'archipel au nom de la France, le 1er mai 1842. La soumission complète des indigènes ne se fit pas sans difficultés, et la prise de possession exigea l'occupation militaire de cette nouvelle colonie, noyau de possessions actuelles du Pacifique.

Un fort, aujourd'hui en ruine, fut construit à cet effet sur un mamelon dominant la baie de Taiohae.

L'évacuation des troupes n'eut lieu que le 1er janvier 1859.

Superficie. — La superficie totale des Marquises est d'environ 12,500 kilomètres carrés.

Les deux îles les plus importantes sont : Nuka-Hiva, qui a 32 kilomètres de long sur 19 de large et environ 100 kilomètres de circuit ; et Hiva-Oa, qui mesure 39 kilomètres de l'Est à l'Ouest et 19 du Nord au Sud dans sa plus grande largeur.

Orographie. — Les îles Marquises sont formées de montagnes d'origine volcanique.

Leur aspect général offre une grande similitude avec celui que présente Moorea. Un sol tourmenté, de hautes falaises basaltiques, des crêtes déchiquetées, des baies profondes au littoral disparaissant sous une végétation intense, telle est la caractéristique de ces îles.

Les plus hautes cimes atteignent : à Nuka-Hiva 1,178 mètres, à Ua-Pu 1,190 mètres, à Hiva-Oa 1,260 mètres, à Fatuhiva 1,120 mètres, et à Tahuata 1,000 mètres.

Côtes. — Les îles Marquises ne sont pas, comme celles de la Société, enfermées dans une ceinture de récifs madréporiques, et les vagues du Pacifique viennent directement se briser sur les énormes assises de basalte qui constituent les côtes, comme l'Atlantique sur les récifs granitiques de la Bretagne.

L'absence de récifs protecteurs ne permet pas aux bateaux de pouvoir accoster ailleurs que dans les baies propices aux mouillages. Dans quelques-unes de ces baies, la houle du large s'y fait même tellement sentir, qu'elle rend les accostages très dangereux.

Sources minérales. — On trouve aux Marquises quelques sources d'eau gazeuse à base alcaline, d'un goût très faible mais agréable.

Il existe une source sulfureuse à Hiva-Oa.

Aucun minerai exploitable n'a été découvert dans l'archipel.

Climat. — Météorologie. — Le climat est très chaud mais très sain, on constate que le thermomètre ne descend guère au-dessous de 23 degrés et atteint 33 degrés. La chaleur est tempérée par la brise du large qui souffle assez régulièrement. Les nuits sont relativement fraîches.

En raison de sa proximité de l'équateur, l'archipel n'a pas de saisons bien indiquées. Si on signale quelquefois des périodes sèches de huit à dix mois consécutifs, on remarque cependant que les pluies sont plus fréquentes de juin à septembre et que la saison sèche a lieu principalement de décembre à mars. Les vents régnants sont : d'avril à octobre, le vent d'Est-Sud-Est ; d'octobre à avril le vent d'Est-Nord-Est. Le baromètre se maintient à 0,765 en moyenne.

Ethnographie. — Le Marquisien, comme le Tahitien, descend

selon toute probabilités, de la race malaise. Mais Tahiti et les Marquises paraissent avoir été peuplées par des migrations venues de directions très différentes. En effet, la dissemblance marquée qui existe chez ces deux peuplades dans leurs idiomes, mœurs et coutumes, ajoutée à la grande distance géographique qui les sépare, permet d'établir que depuis leur arrivée dans ces archipels, ils n'avaient jamais eu ensemble aucune espèce de relations.

Les armes et ornements guerriers connus chez les Marquisiens, leurs coutumes barbares, leurs tatouages, leurs sacrifices humains, le cannibalisme qu'ils pratiquaient encore naguère dénotent chez eux des mœurs très belliqueuses.

La polygamie était également pratiquée avant leur conversion au christianisme. A en juger par les différents objets dont ils se servaient avant l'arrivée des Européens, il y a lieu de conclure qu'ils avaient sur les Tahitiens une certaine supériorité au point de vue industrieux. Leurs armes, pirogues, ornements, ustensiles, et jusqu'à leurs fétiches, tout indique que les besoins de la guerre et les expéditions les avaient rendus plus ingénieux et plus avancés dans leur *âge de pierre* que ne l'étaient les indigènes de Tahiti.

Tatouage. — Le tatouage est toujours en honneur aux Marquises et cette pratique, commune à la plupart des peuplades guerrières, est chez le naturel de ces îles une haute marque de courage et de virilité très appréciée des femmes indigènes. Aussi voit-on presque tous les hommes tatoués de la tête aux pieds. Les femmes ont également des tatouages sur la figure, les mains et les jambes.

L'opération très douloureuse du tatouage n'est pas sans dangers. Le sujet éprouve pendant plusieurs jours et souvent plusieurs semaines une fièvre intense qui détermine quelquefois la mort. Mais, malgré les dangers affrontés, ni les remontrances des missionnaires, ni les mesures prises par l'administration n'avaient pu, jusqu'à présent, amener les indigènes à renoncer à cette habitude barbare.

Un récent arrêté a interdit d'une façon formelle, sous peine de poursuites et d'amendes, l'opération du tatouage.

Costume. — Autrefois, les Marquisiens ne portaient guère en guise de costumes que des ornements faits avec des fibres d'écorces d'arbres (1), des os, des coquilles et la chevelure de leurs ennemis morts. Depuis l'arrivée des missionnaires, ils ont peu à peu adopté l'usage du pantalon et du tricot ou de la chemise ; ils sont, en général, plus décemment vêtus que les Tahitiens. Les femmes se vêtent comme celles de Tahiti.

Religion. — Avant leur conversion au christianisme, les Marquisiens invoquaient un dieu des combats qu'ils représentaient sous les traits de fétiches grossièrement taillés dans des blocs de pierre et en l'honneur duquel ils offraient des sacrifices humains.

Le catholicisme est aujourd'hui la religion pratiquée par la presque totalité des indigènes. Mais les quelques missionnaires qui essaient à grand'peine de les diriger, n'ont pu leur inculquer qu'une foi bien superficielle, et la prédominance de leurs anciennes mœurs l'emporte encore souvent sur les austères préceptes du christianisme. La mission catholique de l'ordre de Picpus est dirigé par un évêque *in partibus*.

On compte aux Marquises environ 500 ou 600 protestants, ayant pour pasteurs trois indigènes des îles Hawaï.

Instruction. — Un grand nombre de Marquisiens, surtout dans la jeune génération, parlent ou comprennent le français. C'est peut-être le résultat le plus appréciable qu'aient obtenu les missionnaires, aidés des sœurs de Saint-Joseph de Cluny.

---

(1) Ils fabriquaient et fabriquent encore, avec l'écorce battue et assouplie de certains arbres, une espèce d'étoffe peu résistante, appelée *tapa*, qui leur sert surtout de nattes et de couvertures pour la nuit.

Les écoles libres que dirigent ces religieux reçoivent une modique subvention de la colonie.

Population et dépopulation. — La population des îles Marquises, qui se chiffre actuellement par 4,300 habitants, va en décroissant depuis sa découverte.

Les causes de dépopulation de ces îles sont les mêmes que celles qui ont été traitées pour Tahiti (chap. Ier, § population). Ce dépeuplement progressif présente toutefois un caractère encore plus accentué aux Marquises qu'à Tahiti, et, si l'on ne réussit pas à y remédier, la race marquisienne est appelée à disparaître avant peu, sans même avoir, comme la race tahitienne, la ressource de se fusionner dans l'élément blanc, car il n'y a guère aux Marquises que 120 Européens, dont environ 60 Français; et, de plus, on constate que ces chiffres sont également en décroissance par suite de la difficulté actuelle de colonisation dans ces îles trop peu favorisées au point de vue des relations extérieures.

Centres principaux. — La principale localité des Marquises est Taiohae, située dans l'île Nuka-Hiva, au fond d'une jolie baie d'un mouillage sûr. C'est le chef-lieu et le centre commercial de l'archipel ; sa population est de 80 habitants.

On y remarque la résidence de l'administrateur, celle de l'agent spécial, la mission catholique, la maison d'école des sœurs, la gendarmerie et quelques magasins.

Un débarcadère facilite l'accostage des embarcations.

Atuana, dans l'île Hiva-Oa, est, d'après Taiohae, la localité la plus importante. Par sa situation privilégiée sur la baie des Traîtres, au centre de la région la plus fertile et la plus agréable de tout l'archipel, cette localité est même supérieure à Taiohae comme population. Elle compte 450 habitants environ. C'est là résidence de l'évêque et le siège d'une brigade de gendarmerie.

Administration. — Les Marquises, divisées administrativement en dix districts, forment un établissement secondaire, à la tête duquel se trouve un administrateur relevant du gouverneur de Tahiti. Un agent spécial y remplit les fonctions multiples de trésorier, percepteur, receveur des postes, notaire et greffier.

Une justice de paix à compétence étendue, et dont les

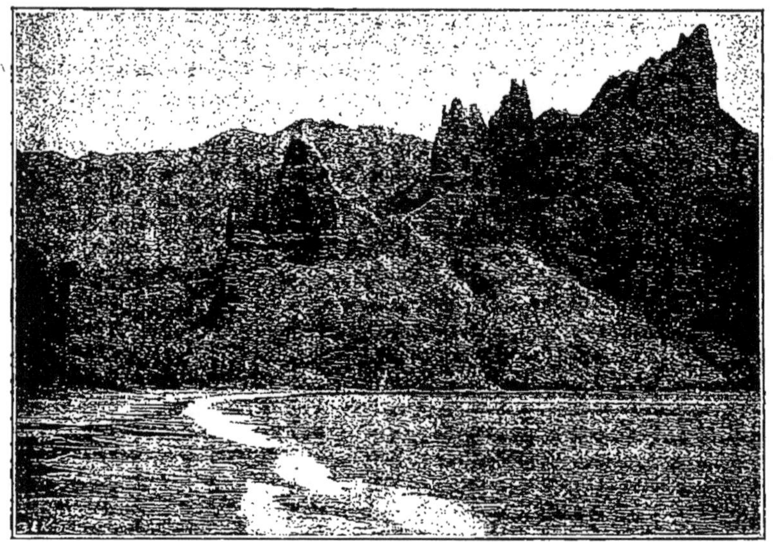

La baie d'Atiheu, île Nuka-Hiva (Marquises)

fonctions sont actuellement dévolues à l'administrateur, siège à Taiohae.

Deux brigades de gendarmerie et une police indigène assurent l'ordre et l'exécution des règlements administratifs dans l'archipel.

Productions du pays. — Les productions du sol sont les mêmes qu'à Tahiti. Toutes les plantes tropicales s'y acclimatent et s'y développent avec un égal succès.

Dans le règne animal, on trouve en quantité, et vivant complètement à l'état libre, des bœufs, des chevaux, des ânes, des moutons, des cochons. La volaille y est très commune. En fait de gibier, on peut y chasser le courlieu, la bécassine, la poule sauvage, le cochon et la chèvre sauvages.

Les oiseaux y sont plus nombreux qu'à Tahiti.

Les principales cultures sont celles du coton, du cocotier et celle du café qui pourrait prendre beaucoup d'extension et devenir très rémunératrice si la main-d'œuvre y était plus facile.

Le tabac et l'indigo poussent à l'état sauvage.

Industrie. — L'industrie est peu développée. A Taiohae et à Atuana, on construit quelques embarcations, ou des bateaux d'un très faible tonnage. Une usine à vapeur à égrener le coton fonctionne à Taiohae.

Commerce. — Le grand isolement des Marquises, situées à 250 lieues marines de Tahiti, est la principale cause qui s'oppose au développement agricole, industriel et commercial de ce fertile archipel.

Lors de la guerre de Sécession d'Amérique, la culture du coton y avait pris un développement rapide et était devenue une source de richesse pour les planteurs. Mais cette ère de prospérité n'existe plus aujourd'hui, et les plantations de coton sont en grande partie abandonnées. Le colon, manquant de main-d'œuvre et de moyens de communications rapides avec les grands centres de filature, ne peut plus lutter contre la production intense et à bon marché des grandes plantations d'Amérique et d'Égypte.

Les autres productions : coprah, café, animaux vivants, laine de mouton, accusent un chiffre d'affaires peu important.

Avenir des Marquises. — L'avenir des Marquises réside dans la mise en valeur de ses riches vallées. Des colons stables, expérimentés et bien outillés, des communications rapides et fréquentes avec Tahiti d'une part et San Francisco de l'autre, des règlements sévères pour annihiler les causes de décadence morale et physique des indigènes, de sages mesures assurant une main-d'œuvre facile, le percement de l'isthme de Panama, tels sont les facteurs qui pourraient transformer en une colonie productive et prospère l'archipel actuellement si délaissé des Marquises.

Voies de communication. — De nombreuses routes muletières relient les centres de population entre eux. Elles serpentent sur le flanc des montagnes et franchissent les crêtes qui séparent les versants, les vallées et les baies.

Ces voies, en général bien entretenues, sont assez spacieuses et les chevaux du pays les gravissent avec une agilité remarquable. Du haut des crêtes ou des cols où s'élèvent ces chemins montagneux, le voyageur qui parcourt les Marquises contemple des vues panoramiques dont la beauté sublime provoque l'admiration. Autour de lui, c'est l'aspect grandiose des colonnes et des murailles basaltiques ; à ses pieds, les verdoyantes et profondes vallées : plus loin le rivage avec ses baies aux contours gracieux, ou ses énormes falaises taillées à pic et contre lesquelles les vagues déferlent sans relâche ; et plus loin encore l'immensité, l'Océan se fondant avec le ciel éblouissant de lumière. A l'horizon une traînée grise et indécise révèle dans cet admirable tableau la présence d'une île voisine.

CHAPITRE IV

Archipel Tuamotu

Situation. — Constitution géologique. — Forme particulière des îles Tuamotu. — Passes. — Superficie.
Peuplement. — Végétation. — Nacres perlières. — Perles. — Pêche de la nacre.
Habitants. — Religions. — Annexion. — Administration. — Climat, salubrité, existence matérielle.
Iles principales.

Situation. — Constitution géologique. — Sur un espace de 250 lieues de long, compris entre les 138e et 151e degrés de longitude occidentale et suivant une direction Nord-Ouest-Sud-Est, s'étend une importante chaîne de montagnes sous-marines. L'œuvre remarquable des zoophytes s'est dressée sur ces hauts plateaux océaniens jusqu'à la surface des eaux. C'est ainsi que se sont formées, après de longues périodes de siècles, les 80 îles désignées sous le nom d'archipel Tuamotu *(îles lointaines)*.

Forme particulière des îles Tuamotu. — Chacune de ces curieuses îles est constituée par une couronne, ou *atoll*, de récifs coralliens affectant le plus souvent la forme circulaire ou ovoïde et renfermant un lac intérieur appelé *lagon*.

Cette terre basse, à peine élevée d'un ou deux mètres au-dessus de l'eau, mesure généralement de 100 à 500 mètres de large et atteint un développement tel que, dans certaines îles, le lagon a jusqu'à 60 et 70 kilomètres de longueur.

Les Tuamotu, autrefois appelées Pomotu (îles basses ou îles soumises) furent désignées par Bougainville sous le nom d'*Archipel dangereux* que lui donnent encore certains géographes, en raison des difficultés de la navigation au travers de ces récifs périlleux.

Passes. — Les dépressions de l'atoll sur plusieurs points de son pourtour font communiquer le lagon avec la mer et permettent aux bateaux de pénétrer à l'intérieur de l'île, lorsque la passe est suffisamment large et profonde.

Superficie. — La superficie de l'archipel est d'environ 86,000 hectares, non compris les lagons qui font en quelque sorte partie du domaine de la mer.

Peuplement. — Il est probable que le peuplement des îles Tuamotu n'a pas dû précéder de beaucoup le passage des premiers navigateurs dans ces parages.

Végétation. — Le défaut de végétation et d'eau douce rendirent longtemps ces îles inhabitables.

Primitivement, la faible couche de terre sablonneuse, résidu des coraux brisés et broyés par les vagues, puis dispersés par les vents, ne produisit que quelques buissons de mikimiki et de pandanus.

Plus tard, le cocotier y fut introduit et se développa admirablement dans ce sol calcaire et salin, et aujourd'hui cet arbre, non seulement permet aux indigènes de vivre, mais encore est pour l'archipel l'objet d'un commerce important par le coprah qu'il produit.

Nacres perlières. — La principale source de revenus des Tuamotu est la pêche de la nacre perlière. Ce produit de la mer, très recherché dans l'industrie, atteint annuellement dans l'archipel un chiffre moyen de 430 tonneaux, représentant une valeur de plus de 1,000,000 francs.

La nacre des Tuamotu est très cotée sur les marchés européens et américains pour sa belle et fine qualité.

Perles. — Les perles, produit très rare d'une sécrétion particulière et accidentelle des huîtres nacrières, sont également l'objet d'un trafic important qu'on estime à plus de

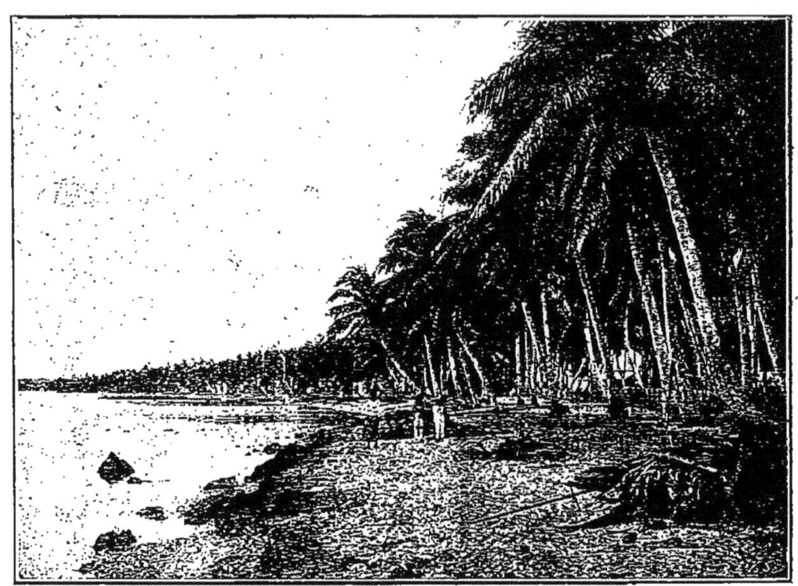

Une vue de l'île Tuamotu

50,000 francs (1) par an. Elles sont en général petites, mais d'un très bel orient.

Pêche de la nacre. — L'Administration, en vue d'enrayer l'épuisement de la nacre dans les lagons producteurs, a réglementé par divers arrêtés et décrets la pêche de ce produit.

C'est ainsi que, chaque année, huit ou dix îles seulement sont ouvertes à la *plonge* et que chaque île reste fermée pendant au

(1) Ce chiffre doit même surpasser 100,000 francs quand le lagon de Kaukura. le plus riche en perles, est ouvert à la pêche.

moins trois années pour permettre aux jeune huîtres de se développer et de grossir.

Cette sage mesure, en empêchant la destruction des petites nacres inutilisables, est également à l'avantage des plongeurs qui sont assurés de ne pêcher que des coquilles de dimensions commerciales.

L'usage du scaphandre, adopté momentanément, a été interdit comme appauvrissant trop les lagons nacriers. Mais cette dernière mesure a soulevé bien des critiques de la part des intéressés; on a prétendu que le scaphandrier, pas plus que le plongeur à nu, ne pouvait épuiser les lagons, et que la nacre se trouvant à diverses profondeurs, celle située à plus de 30 mètres était, par l'interdiction du scaphandre, inévitablement perdue sans profit pour personne.

Jusqu'à présent, les griefs reprochés à l'usage de cet engin ont prévalu sur les avantages énumérés par ses partisans.

Le procédé primitif de la plonge à nu n'est pas sans dangers pour les plongeurs qui ont à affronter la présence des requins et qui remontent quelquefois affreusement mutilés, quand ils ne sont pas dévorés. Quoique assez rares, les accidents de ce genre n'en refroidissent pas moins le zèle des indigènes, dans les lagons à larges passes où les requins sont plus fréquents.

Habitants. — La population des Tuamotu, qui compte 4,000 habitants, est en général plus laborieuse que celle de Tahiti et des Marquises. Le sol aride de cet archipel et l'exploitation lucrative des bancs nacriers ont de bonne heure inculqué aux indigènes l'habitude du travail.

Malheureusement, la grande difficulté de propager l'instruction dans ces îles éparses et peu peuplées a été et sera longtemps un obstacle au développement social et au progrès matériel des robustes indigènes Tuamotu.

Religion. — Le catholicisme est la religion dominante. Le

protestantisme y est peu répandu, mais le mormonisme y a fait, depuis plusieurs années, de nombreux prosélytes.

Annexion. — Dépendant de la souveraineté des Pomare, ces îles ont conséquemment été comprises dans les actes de protectorat et d'annexion de Tahiti et Moorea.

Administration. — Au point de vue administratif, les Tuamotu sont divisées en 31 districts comprenant 56 îles. Les 24 îles qui complètent l'archipel, en raison de leur situation orientale, ont été classées dans l'Etablissement secondaire des Gambier.

Climat, salubrité, existence matérielle. — Le climat des Tuamotu est d'une salubrité remarquable. D'une part, l'air très pur et très vif de la mer et les faibles variations de température, d'autre part l'absence de marais, d'humus, d'atmosphère viciée, font de ces récifs arides de véritables sanatoria où les maladies fiévreuses et autres affections endémiques sont inconnues.

Mais les difficultés de l'existence matérielle, l'absence de bien-être et de confortable seront toujours défavorables à l'attrait du séjour aux Tuamotu.

La principale privation des habitants de ces îles est l'absence de sources d'eau douce. Les Européens recueillent l'eau de pluie dans des citernes ; quant aux indigènes, ils se contentent souvent, pour toute boisson, de lait de coco, et pour nourriture, de poissons.

De nombreuses goëlettes venant de Papeete approvisionnent les Tuamotu des matières alimentaires de toutes sortes et reviennent chargées de nacres et de coprah.

Iles principales. — Parmi les îles les plus importantes, il y a lieu de signaler :

Fakarava (200 habitants) dont la principale localité, Rotoava, est le centre administratif de l'archipel. Le lagon a une étendue de 60 kilomètres dans son plus grand diamètre. Une large passe permet aux plus grands navires de pénétrer à l'intérieur ;

ANAA, la plus populeuse des Tuamotu compte 480 habitants. L'île étant peu productive en nacres, la population se livre à la culture du cocotier ;

RAIRORA ou RANGIROA, qui mesure plus de 75 kilomètres de longueur. Le lagon est très riche en nacres, mais la passe très large donne libre accès à de nombreux requins, de sorte que les habitants abandonnent la pêche nacrière pour se livrer à la récolte du coprah ;

KAUKURA, HIKUERU, MAKEMO, HAO, BAROIA, MNROKAU, TAKUME, MARUTEA NORD, moins étendus, mais dont les lagons exploités sont riches en nacres ;

MAKATEA. — De toutes les îles Tuamotu, Makatea est la seule qui soit relativement élevée. Bien que de constitution madréporique, elle n'a pas de lagon et son centre forme un plateau de 50 mètres d'altitude. Elle mesure 9 kilomètres de long sur 7 de large. Sa formation géologique a dû être antérieure à celle des autres îles de l'archipel et son élévation semble être le résultat d'un léger soulèvement volcanique qui s'est produit après le travail des polypes.

CHAPITRE V

Archipel Gambier

Description géographiqus. — Découverte. — Œuvre des Missionnaires. — Annexion. — Administration. — Population. — Principale localité. — Productions.

Description géographique. — Au point de vue géographique cet archipel ne comprend que 10 ilots volcaniques et très rapprochés. Les quatre principaux sont Mangareva, Taravai, Akamaru et Aukena. Les six autres ne sont pas habités. Situé par 137° 20 de longitude Ouest et 23° 08 de latitude Sud, ce groupe a une superficie de 3,000 hectares environ.

Sa distance de Tahiti est de 900 milles.

Les pics les plus élevés se trouvent à Mangareva; ce sont le Mokoto et le Mont Duff qui atteignent 400 mètres.

Découverte. — Les îles Gambier, ainsi appelées en l'honneur de l'amiral anglais du même nom, furent découvertes par le navigateur Wilson en 1797.

Œuvre des Missionnaires. — Dès 1834 quelques missionnaires catholiques français s'y établirent, convertirent les habitants au catholicisme et, en 1844, décidèrent les chefs indigènes à placer leur pays sous la protection de la France.

La demande fut acceptée par le Gouvernement français et le Protectorat établi par arrêté du 12 décembre 1844.

Annexion. — En 1881, les Mangaréviens, voulant suivre

l'exemple de Pomare, se réunirent en assemblée et décidèrent de demander à la France l'annexion de leur archipel. Le Gouvernement accéda au vœu des habitants des Gambier et l'annexion fut prononcée le 23 février 1881.

Administration. — Six ans plus tard, les anciennes lois mangaréviennes, codifiées par les premiers missionnaires et toujours en vigueur, malgré l'annexion, furent revisées et ramenées au système de la législation française. Cet acte fut promulgué dans la colonie le 28 juin 1887.

Actuellement l'établissement secondaire des Gambier est divisé en 4 districts. Il comprend administrativement les îles Gambier proprement dites et 24 îles parmi les plus orientales de l'archipel des Tuamotu.

Il est dirigé par un agent spécial faisant à la fois fonctions d'Administrateur et de Juge de paix.

Population, — La population est d'environ 1,400 habitants dont 580 pour l'archipel Gambier proprement dit. Dans ces chiffres on ne compte que quelques Européens.

Principale localité. — Rikitea dans l'île Mangareva, centre de la population et du commerce, possède une rade protégée par des récifs madréporiques et offrant un bon mouillage aux navires.

Productions. — Le principal commerce des Gambier provient de la pêche des nacres et des perles.

On estime à 130 tonnes, représentant une valeur de 200,000 francs, la quantité annuelle de nacres exportées des Gambier, et à plus de 50,000 francs la valeur des perles pêchées dans les mêmes îles.

Mangareva produit également du café d'excellente qualité.

Dans les montagnes, en général peu boisées, on rencontre un assez grand nombre de chèvres et moutons sauvages.

CHAPITRE VI

Archipel Tubuai — Rapa

Archipel Tubuai. — Annexion. — Ile Tubuai. — Raivavae. — Protectorat de Rurutu et Rimatara. — Rapa.

Archipel Tubuai. — L'archipel Tubuai se compose de quatre îles : Tubuai, Raivavae, Rurutu et Rimatara.

Annexion, — Les deux premières de ces îles dépendaient autrefois de la souverainaté des Pomare. Elles furent en conséquence annexées en même temps que Tahiti.

Quant à Rurutu et Rimatara ce n'est qu'en 1889 que le Protectorat y fut établi.

Ile Tubuai. — Située par 23° 19' Sud et 152° Ouest, cette île montagneuse jouit d'un climat très sain et d'une température agréable. Son point culminant atteint 310 mètres. Un récif de corail entoure la côte.

La situation de l'île, à une t:ès faible distance de la ligne du Tropique, produit dans les saisons une différence de température assez accentuée; s'il y fait chaud en décembre, par contre, le mois de juin y est très tempéré.

Certaines essences d'arbres tropicaux tels que le cocotier, le feï, l'arbre à pain subissent l'influence de cet état climatérique et ne s'y développent que difficilement.

Les principales productions de Tubuai sont le café, les oranges, les bananes, le pia, le manioc, les patates douces, le tabac.

Le sol se prête surtout admirablement à la culture du café ; de nombreuses plantations y ont été créées récemment et vont être, d'ici peu, en plein rapport.

Le pays est riche en volailles, porcs et chèvres ; les chevaux y sont également nombreux et de bonne qualité. On en exporte fréquemment à Tahiti à un prix excessif de bon marché : 100 à 150 francs.

La population de l'île Tubuai est de 372 habitants,

L'île forme un seul district ; un gendarme y remplit, à titre d'agent spécial, les fonctions administratives.

Raivavae, par 23° 49' Sud et 150° Ouest.

Comme Tubuai, cette île est montagneuse et entourée de récifs. Le mont Ruatara qui mesure 330 mètres est le sommet le plus élevé.

Il existe un bon mouillage en face du village de Rairua.

L'île est divisée en deux districts. Les fonctions administratives sont confiés à un gendarme.

La population est de 291 habitants.

Raivavae est caractérisée par le même climat et les mêmes productions que Tubuai, avec le café comme principal produit. Les plantations, presque toutes de création très récente, ont déjà fourni plus de 10 tonnes en 1898, et on compte cur 20 tonnes pour la récolte de 1899.

Protectorat de Rurutu et Rimatara.— Rurutu située par 22° 27' de latitude australe et 153° 47' de longitude occidentale a des sommets qui atteignent 400 mètres de hauteur, elle est enserrée dans un récif de corail très rapproché de la côte,

Sa pooulation atteint à peine 400 habitants,

Rimatara, 22° 30' Sud et 155° 16' Ouest.

Cette île est peu élevée et entourée d'un récit formant un cercle d'environ 3 milles de rayon. Elle comprend trois petits villages ayant ensemble une population de 550 habitadts.

Les ressources de ces deux iles sont les mêmes que celles de Tubuai et Raivavae.

Rapa. — Aux confins de nos possessions polynésiennes dans la direction australe, par 27° 37' Sud et 146° 38' Ouest, se trouve l'île volcanique de Rapa qui mesure environ 30 à 40 kilomètres de circuit,

Ses crêtes escarpées aux découpures fantastiques atteignent jusqu'à 600 et 700 mètres de hauteur. Les côtes forment de nombreuses baies, dont la principale est, au Nord-Est celle de Ahurei, qui offre aux bateaux un excellent mouillage et un abri sûr ; mais les récifs de corail en rendent l'entrée difficile.

Un climat presque tempéré règne dans cette région du Pacifique austral. Les moyennes de température sont de 22° en été et 18° en hiver.

Les plus fortes chaleurs ne dépassent guère 25 degrès et, en juillet, le thermomètre descend à 14 degrés.

La végétation est assez pauvre. Néanmoins la plupart des végétaux d'Europe pourraient y être cultivés. Les légumes y viennent très bien ainsi que le café.

Dans le règne minéral on a découvert des gisements de houille, d'assez mauvaise qualité d'ailleurs, et du minerai de fer chromé ; mais jusqu'à présent ces deux produits sont restés inexploités.

Etant sur la ligne directe de Panama à Sydney. Rapa pourrait devenir pour la France une position stratégique précieuse en même temps qu'un important dépôt de charbon pour les navires qui traverseraient le Pacifique si l'isthme de Panama était percé.

On ne compte actuellement que 170 habitants dans cette île isolée. Au point de vue judiciaire elle est rattachée à l'archipel Tubuai. Un gendarme faisant fonctions d'agent spécial y représente l'autorité.

CHAPITRE VII

Notices industrielles et commerciales (1)

Importations. — Articles anglais. — Articles allemands. — Articles américains.

Exportations. — Nacre. — Qualité de la nacre. — Perles. — Coprah. — Vanille. — Coton. — Cocos. — Oranges. — Ananas. — Farine de coco. — Confitures et gelées de fruits. — Ecailles de tortue. — Biche de mer ou tripang. — Fungus. — Bananes sèches. — Tresses de paille. — Chapeaux et objets en paille. — Bois d'ébénisterie. — Bois de construction.

Articles de production locale consommés sur place ou dans les archipels. — Sucre. — Rhum. — Café. — Tabac. — Arowroot et manioc. — Huile parfumée ou monoï. — Miel. — Cire d'abeilles — Mélasses. — Fruits et graines.

IMPORTATIONS

Par sa position géographique au milieu de l'Océan Pacifique austral, à peu près à mi-chemin entre le continent américain, l'Australie et la Nouvelle-Zélande, par les communications sinon rapides, du moins relativement régulières qu'il a, d'un côté, avec San Francisco, et de l'autre, avec Auckland, Tahiti se trouve, au point de vue commercial, pour la plus grande partie de ses articles de consommation, obligatoirement tributaire de ces deux marchés.

(1) La plupart des renseignements concernant ce chapitre ont été fournis par M. Raoulx, président de la Chambre de commerce de Tahiti.

Le premier est incontestablement le plus important et offre sur le second, en ce qui concerne les approvisionnements, des avantages appréciables.

L'abondance des produits à San Francisco et leur prix relavement bas, les besoins de la colonie et les habitudes contractées dans le choix de certains articles de consommation courante, font qu'il serait particulièrement moins facile d'affranchir Tahiti de ce marché, tant que les communications avec la Métropole demeureront aussi difficiles et aussi rares qu'elles le sont.

Même avec un service de bateaux à vapeur direct et rapide, rattachant mensuellement Papeete à un port de France, la colonie ne pourrait guère s'y approvisionner de denrées de première nécessité ; leur nature et l'éloignement de nos Etablissements océaniens en rendent l'importation d'Europe impossible.

Il y a vingt-cinq ans environ une grande partie du commerce de la colonie se trouvait entre les mains des étrangers, et à part les denrées que Tahiti était strictement obligée d'importer des Etats-Unis, on ne voyait guère, dans les magasins de Papeete, que des articles venant d'Angleterre et d'Allemagne.

Les produits manufacturés français étaient relativement plus rares que maintenant et si depuis, l'importation en a quelque peu augmenté, elle n'a pas été toutefois aussi complète qu'elle aurait pu l'être. Cela tient à diverses causes dont les principales sont les suivantes :

Le marché français, en ce qui concerne les approvisionnements de la colonie, ne se prête pas toujours très facilement aux desiderata et aux habitudes de la population. A quelques exceptions près, c'est aussi le plus cher. Au contraire et malgré un droit de douane d'au moins 13 0/0 sur le prix de facture majoré de 25 0/0, soit 16 1/4 0/0 au total de droits protecteurs que ne supportent pas les produits nationaux, les marchés étrangers parviennent à fournir le commerce local à des conditions plus avantageuses que ne le ferait le mardhé français.

L'Angleterre et l'Allemagne ont réussi à monopoliser la fabrication de certaines spécialités de marchandises contre lesquelles notre industrie n'est pas présentemeut en mesure de lutter ; mais il n'y aussi des articles tels que : la tôle galvanisée, la quincaillerie, la peinture à l'huile, le calicot, le coutil, les toiles, les mousselines, les couvertures de coton, dont l'importation se fait sur une grande échelle, et qui proviennent de l'étranger, lorsque les mêmes sont fabriqués en France. Tous articles qui, malgré le droit de douane de 16 à 20 0/0 dont ils sont grevés à leur entrée,peuventencore s'obtenir sur les marchés allemands, américains et anglais avec des écarts de prix très avantageux sur ceux de notre industrie.

Si la France ne livre pas à sa colonie, pour la raison susmentionnée, le contingent des approvisionnements qu'elle devrait lui fournir,il faut aussi en attribuer la cause au défaut de communications directes et rapides avec Tahiti.

L'Angleterre exporte par ses vapeurs de Londres à Aubkland, et de ce port à Tahiti, de fortes quantités de marchan dises à raison de 90 francs la tonne de 1 mètre cube 440, rendues à Tahiti. Par les Messageries maritimes, le fret de Marseille à Tahiti, avec transit à Sydney, revient à 120 francs la tonne d'un mètre cube, ou environ 173 francs la tonne commerciale de 1 mètre cube 440, soit une différence en plus de 83 francs sur le tarif anglais.

Les marchandises dont la France a le monopole, pour les importations dans la colonie, se résument aux articles suivants : vins fins, vins de Champagne, liqueurs, conserves alimentaires fines, huile d'olives, vinaigre de vin, sucre blanc, chocolat, porcelaine, faïences, verrerie, parfumerie, orfèvrerie, rubans, dentelles, broderies, ganterie, chaussures, armes de chasse, fournitures de bureau, ciment, fer, briques, pointes, etc.

Les importations de France, de même que les exportations de la colonie sur les marchés français, augmenteraient considérablement s'il existait un service de bateaux à vapeur reliant directement Papeete à Marseille, pourvu que le taux du fret ne fût point supérieur à celui que l'on paie aux steamers anglais.

Il est importé de San Francisco des vins rouges et blancs de table qui, par leur bas prix et la facilité de transport, font aux vins français similaires une très forte concurrence. Plus de la moitié de la consommation locale est alimentée par ces vins.

Quant aux autres boissons, à peu près toutes de production nationale, dont l'introduction à Tahiti serait susceptible de prendre un certain développement, la consommation en est très limitée parce que les droits à l'entrée en sont très élevés.

En résumé, si la Métropole veut, plus et mieux qu'elle ne le fait, tirer profit du mouvement commercial de ses possessions océaniennes, il est nécessaire qu'elle les relie à l'un de ses ports au moyen de communications régulières, rapides et directes ; il est indispensable aussi que l'industrie française s'ingénie à confectionner les articles coloniaux à des prix susceptibles de soutenir la concurrence étrangère.

La population indigène a été, dès le principe de notre occupation à Tahiti, habituée aux articles étrangers, seuls importés alors ; mais ces habitudes disparaîtraient si, grâce aux moyens qui viennent d'être préconisés, on favorisait l'importation des articles similaires français.

Dans un autre ordre d'idée, il y a lieu également de

signaler un élément absolument nuisible aux intérêts commerciaux de notre colonie. Il s'agit du commerçant chinois qui, dans l'espace de vingt années, a absorbé d'abord tout le petit commerce, et maintenant s'attaque avec succès au commerce en gros qu'il menace d'accaparer si l'on n'y met obstacle. En attendant, il paralyse les entreprises importantes, et annihile la confiance qu'il faut dans l'avenir pour les entreprises sérieuses.

Il y a 75 chinois commerçants ou industriels dans nos Etablissements de l'Océanie ; Papeete, à lui seul, en compte 64. La lutte contre le Fils du ciel n'est pas possible ; l'Européen dépense pour vivre le plus clair de ses profits, l'Asiatique ne dépense presque rien ; il accumule sans cesse, et quand il a réalisé une petite fortune, il retourne en Chine vivre de ses rentes. Rien ne subsiste de son gain dans le pays qu'il a exploité ; mais, par contre, il y laisse la trace de ses vices et le germe de ses maladies que viennent, après lui, entretenir et étendre à sa place d'autres Chinois, ses successeurs.

L'Administration locale s'est émue de ce danger et cherche, par des mesures de protection, à endiguer le flot débordant de Chinois qui menace Tahiti. Tout récemment, elle a, à cet effet, établi sur les commerçants asiatiques de la colonie une taxe, dite d'immatriculation, dont l'application atteindra, on l'espère, le but visé.

Articles anglais. — A la faveur de l'immense développement de ses lignes de navigations et de la proximité de ses importantes colonies d'Australasie, l'Angleterre occupe une large place pour l'importation à Tahiti des objets manufacturés. Elle y a, pour ainsi dire, le monopole des importations de cotonnades : indiennes, mousselines, tulles, tous articles d'un très grand usage aux colonies. L'indispensable *pareu* il a été parlé au chapitre premier vient presque exclusivement des filatures de Manchester, ainsi d'ailleurs que la plupart des autres cotonnades.

D'Angleterre viennent également quantité d'articles de quincaillerie.

La Nouvelle-Zélande fait à l'Amérique une concurrence active dans l'approvisionnement de la colonie en produits alimentaires.

Ces produits sont en général plus chers que ceux d'Amérique, mais la rapidité des communications avec Auckland compense en partie ce désavantage.

Articles allemands. — Il est importé à Tahiti des articles allemands concurremment avec les mêmes articles venant de France. Ce sont entre autres : des dames-jeannes de 18 litres, des verres à boire, des faïences, des verres à vitres, du ciment dit « Portland », de l'article de Paris, des rubans et velours, des soieries, des dentelles, des articles de fantaisie, des fournitures de bureau, du papier peint, de la coutellerie, de la parfumerie et savonnerie, etc.

La plupart de ces articles portent des noms français ou anglais.

Articles américains. — Ainsi qu'il a été dit au commencement de ce chapitre, la colonie est tributaire du marché de San Francisco pour la plus grande partie de ses denrées de consommation. Il en est de même pour la plupart des articles de quincaillerie, menuiserie, charronnage, carrosserie et autres. Les Etats-Unis ont, dans ce genre d'articles, des spécialités qui ont un cachet particulier et ne sont pas précisément les mêmes articles que ceux fabriqués en Europe. Il est également importé d'Amérique une assez grande quantité d'indiennes, percales et cotonnades diverses.

EXPORTATIONS

Sous ce titre sont compris d'abord les produits d'exportation proprement dits, expédiés hors de la colonie, et ensuite les denrées de production locale consommées dans la colonie et échangées d'un archipel à l'autre.

Nacre. — La production annuelle de la nacre, établie d'après la moyenne des huit dernières années, est de 560 tonnes, représentant une valeur approximative de 1,200,000 francs.

Mais on constate que l'exportation de ce produit est presque tout entière en faveur du commerce étranger. Sur ces 560 tonnes, il n'y en a guère que 25 qui soient dirigées sur France. Le reste de la production est exporté par des maisons étrangères, en majeure partie sur l'important marché de Londres, où il s'ajoute aux stocks de provenances diverses (Etats-Unis, Ceylan, détroit de Torrès).

D'un autre côté, l'industrie française s'adresse couramment, pour son approvisionnement en nacres brutes, à ces mêmes maisons de Londres, qui touchent de ce fait le plus clair des bénéfices d'un commerce qui pourrait être drainé exclusivement et directement sur la France.

Toutefois, cette concentration de la nacre du monde entier sur un seul marché paraît favorable à l'écoulement judicieux de cette marchandise ; il serait donc à souhaiter que l'industrie et le commerce français fissent des efforts pour que cet écoulement pût se produire en faveur de Paris ou de Marseille.

Une autre cause de l'accaparement de nos nacres par le commerce étranger est due à ce fait que les capitaux étrangers sont plus abondants sur les lieux de production de la nacre que les capitaux français, ce qui donne aux commerçants étrangers de sérieux avantages sur les nôtres. Grâce à ces capitaux ils peuvent, en effet, avoir sur les lieux de pêche, de nombreux agents qui, avant et pendant la plonge, font de fortes avances aux plongeurs, ce qui leur permet d'accaparer les produits et de les expédier ensuite, de préférence sur leurs marchés d'où la contre-valeur est renvoyée à Tahiti.

Pour obvier à ce système qui s'étend non seulement à la nacre, mais aux divers autres produits et qui fait que notre colonie est surtout exploitée au bénéfice de l'étranger, au lieu de l'être au profit de notre commerce national, il faudrait avoir à Tahiti des capitaux français suffisants pour concurrencer le commerce étranger, résultat que l'on pourrait atteindre par la formation d'une société d'actionnaires dont le capital serait de 2,000,000 francs environ.

Qualités de la nacre. — La nacre des lagons Nord et Est des îles Tuamotu est à bordure noire, et la qualité en est très appréciée et recherchée sur les marchés d'Europe et de San Francisco. La production moyenne par an est d'environ 430,000 kilos et le prix actuel de 3,000 francs, les 1,000 kilos.

La nacre des lagons Sud, de même que celle des Gambier dite *Taku*, a la bordure moins nuancée que la précédente. La production annuelle est d'environ 60,000 kilos et le prix actuel 1,750 francs à 2,000 francs la tonne.

Il existe une autre qualité de nacre Gambier, dite Tearia, dont la qualité est inférieure et peu recherchée. La production moyenne par année est d'environ 40,000 kilos, et le prix actuel de 1,000 à 1,250 francs la tonne.

On trouve quelques huîtres à nacre sur les bas-fonds formés par les récifs de Tahiti, Moorea, Huahine, Raiatea, Tahaa et Borabora; mais la quantité en est tout à fait négligeable. Il est possible, toutefois, qu'il se trouve dans ces récifs des éléments sérieux de reproduction. La qualité de cette nacre, quoique passablement friable, est bien nuancée et unie.

L'île Scilly produit une assez belle qualité de nacre et environ 30 tonneaux tous les quatre ans. Cette nacre est expédiée à Auckland. L'ancienne reine de Borabora, de qui dépend cette île, a, avant la prise de possession, loué le lagon de Scilly à une maison d'Auckland.

L'île Penrhyn, située en dehors de la zone française, dans le Nord-Ouest de Tahiti, produit environ 15,000 kilos de nacre par an. Une partie de cette nacre vient sur le marché de Papeete. La qualité est à peu près la même que celle de Tahiti et Moorea.

En résumé, nous possédons dans les îles Tuamotu et Gambier, un élément de richesse qu'on ne saurait trop sagement ménager, surveiller et administrer pour le bien des populations de ces iles, dans l'intérêt de la colonie et de notre commerce national.

Perles. — Comme orient, les perles des iles Tuamotu et des Gambier sont très réputées dans le monde entier ; malheureusement elles sont généralement petites et de forme peu régulière, parfois bizarre. On en trouve néanmoins de fort belles dans le lagon de l'île Kaukura et sur le banc de Tearia, aux Gambier.

Il est assez difficile d'évaluer l'importance du commerce de perles qui se fait dans ces iles ; cependant on peut l'estimer à un chiffre annuel qui ne doit pas être inférieur à 100,000 francs. Ce chiffre peut être même porté à 150,000 francs lorsque le lagon de Kaukura est ouvert (1).

(1) Ainsi qu'il a été dit au chapitre 4, le lagon de Kaukura est le plus riche en perles ; sa prochaine période d'ouverture aura lieu en 190[illegible] et la suivante en 1903.

Les chicots sont des perles très irrégulières qui atteignent quelquefois la grosseur d'un œuf de tourterelle et même de pigeon. Les plus jolis comme forme et comme grosseur se vendent de 50 à 200 francs. Ils servent à faire des breloques, des broches, des épingles de cravates, etc.

Coprah. — L'exportation moyenne de ce produit est annuellement de 4,500,000 kilos. Dans ce chiffre, les Tuamotu figurent pour moitié ; viennent ensuite, dans l'ordre de production : Tahiti et Moorea, les Iles-sous-le-Vent, les Marquises et enfin les îles du Sud.

Voici les quantités de coprah exportées depuis 6 ans :

1892.........	2.898.267 kilos.
1894.........	4.904.541 —
1895.........	6.663.563 —
1896.........	4.277.951 —
1897.........	3.430.209 —
1898.........	5.448.169 —

La maladie qui sévit actuellement sur les cocotiers, dans certaines îles, va diminuer la production du coprah d'au moins 6 à 700 tonneaux.

La qualité du coprah de Tahiti et dépendances est supérieure et bien cotée sur tous les marchés de consommation.

Les ports d'exportation sont les suivants et dans leur ordre d'importance : Hambourg, Liverpool, San Francisco, Auckland, Valparaiso.

Des essais d'envoi de coprah ont été faits à Rouen et à Nantes ; les résultats obtenus n'ont pas donné satisfaction.

A part Marseille, il n'y a pas en France de port de consommation ou de vente pour le coprah ; et aussi longtemps qu'il n'existera pas une ligne de bateaux à vapeur reliant Tahiti à ce port, il ne sera pas possible de diriger ce produit sur la France. Encore faudrait-il, en ce cas, qu'une entente fût conclue avec la compagnie des Messageries Maritimes qui n'accepte ce produit sur ses navires qu'en très faible quantité.

Il serait à souhaiter qu'il y eût en France un marché sérieux pour l'écoulement du coprah de nos possessions, et peut-être serait-il possible de le trouver dans le département du Nord où il existe de nombreuses huileries.

La fabrication du coprah, dans la colonie, est loin d'avoir atteint son maximum. Le nombre des plantations de cocotiers va chaque année en augmentant, et il en est de même de la production qui est susceptible, avec des bras et des capitaux, d'atteindre en fort peu de temps un très grand développement.

Vanille. — La production annuelle peut être estimée à environ 35,000 kilos. Depuis 3 ans, la vanille de Tahiti est très demandée sur les marchés européens et sur ceux des Etats-Unis.

Le prix d'achat, qui était, en 1895, de 7 fr. 50 à 10 fr. le kilog., a graduellement augmenté et a atteint le prix de 37 fr. le kilog. à la fin de 1897, pour retomber à celui de 10 fr. au commencement de 1898.

Les prix actuels sont de 15 à 20 francs le kilogramme.

Coton. — Ce produit, ainsi qu'il a été dit plus haut, a presque disparu de nos Etablissements de l'Océanie. C'était un excellent similaire du Georgie et il a été longtemps l'objet de fortes exportations de notre colonie. Mais depuis plusieurs années, l'avilissement progressif de son prix sur les marchés d'Europe, en a fait abandonner la culture. Actuellement, la production en est insignifiante : environ de 30,000 kilos en 1898.

Le coton n'étant expédié qu'après égrenage, une usine est affectée à cette opération à Papeete, une autre est installée à Taiohae, chef-lieu des Marquises.

Ces deux usines qui chôment le plus souvent représentent un capital d'environ 50,000 francs et emploient une trentaine de personnes.

Cocos. — Le seul marché d'exportation des cocos de Tahiti est San Francisco. Le nombre de noix exportées annuellement est d'environ 500,000.

Ce chiffre est limité par la consommation des lieux d'exportations. L'amande de coco rentre aux Etats-Unis, pour une part considérable, dans la confiserie et la pâtisserie. Le prix est d'environ 50 francs le mille.

Oranges. — La colonie faisait autrefois, avec la Californie, un commerce important de ce fruit, mais depuis que la basse Californie produit très abondamment toute espèce d'oranges, le commerce, de ce côté, a complètement cessé pour reprendre avec la Nouvelle-Zélande. La saison commence en mars pour finir en août.

Ananas. — La production de ce fruit a pris, dans ces derniers temps, une certaine extension due aux expéditions faites en Nouvelle-Zélande, et dans les îles Tuamotu, par le vapeur desservant maintenant cet archipel.

Malheureusement, l'exportation en Nouvelle-Zélande n'a pas donné de résultats satisfaisants, et il est à présumer que les envois, de ce côté, vont cesser, ou tout au moins diminuer très sensiblement.

La Californie est certainement le pays de prédilection pour la consommation des ananas, et de la plupart des fruits qui pourraient s'exporter, si la traversée entre Tatihi et San Francisco ne dépassait pas 15 jours environ.

Farine de coco. — L'amande de coco, râpée et séchée à l'étuve, produit une fécule qui sert, concurremment avec l'amande ordinaire, à tous les usages de la pâtisserie et de la confiserie. Elle est également employée par les fabricants de biscuits.

Cette industrie est très compromise par le tarif douanier des Etats-Unis, adopté en 1897, qui a frappé le coco râpé d'un droit de 0 fr. 20 le kilo à l'entrée. Cet impôt a été créé au profit des industriels de San Francisco, qui, détail à noter, manipulent de leur côté les fruits secs qu'ils tirent en franchise de nos Etablissements.

Voici les quantités exportées depuis six ans :

1893.....	17.045 kilos.
1894.....	19.110 —
1895.....	19.169 —
1896.....	19.279 —
1897.....	11.385 —
1898.....	1.910 —

Il y a à Tahiti deux usines à fabriquer le coco râpé. Elles emploient environ 20 personnes et représentent un capital de 40,000 francs.

Confitures et gelées de fruits. — La colonie possède à peu près tous les fruits de la zone tropicale ; ils sont abondants et d'excellente qualité. Il faut pourtant convenir qu'ils ne sont point l'objet d'une industrie sérieuse. Une seule maison de Papeete prépare de la gelée de goyaves pour l'exportation, mais cette exportation est très limitée.

Cependant, plusieurs familles font, chaque année, des conserves de fruits, telles que : gelées, confitures et marmelades de goyaves, confitures d'ananas, d'évis, de mangues, d'oranges, de cédrats, etc.

Cette industrie pourrait prendre un très grand développement, si elle était entreprise d'une façon sérieuse, elle trouverait sur place, et notamment dans l'archipel Tuamotu, des débouchés avantageux, sans compter les demandes qui

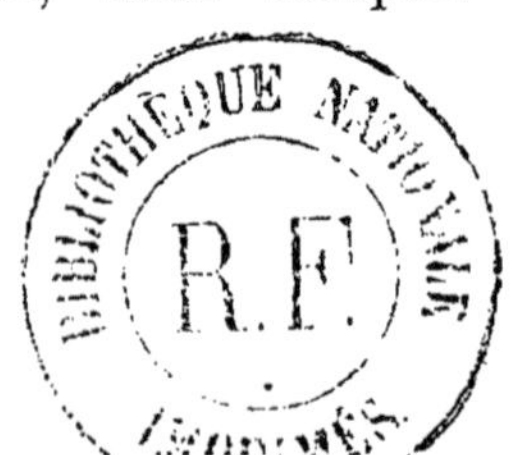

se produiraient du dehors quand ces confiseries seraient connues.

On pourrait aussi fabriquer, pour la consommation locale, et peut-être même pour l'exportation, d'excellents sirops.

Ecailles de tortue. — Les tortues de mer sont assez abondantes dans quelques îles des Tuamotu et dans les îlots situés à l'Ouest des Iles-Sous-le-Vent. La qualité de l'écaille est très inférieure, et trouve difficilement vente sur les marchés européens, ce qui explique la petite quantité qui en est exportée, environ 400 à 500 kilos par an.

Biche de mer ou tripang. — L'exportation de ce produit a été autrefois relativement considérable ; mais, depuis 30 ans, elle a complètement cessé. Toutefois, de nouvelles tentatives d'exportations ont été faites dans ces derniers temps et si les résultats n'ont pas donné satisfaction, cela provient de ce que la qualité en était très mélangée.

Les biches de mer, qui faisaient autrefois l'objet d'un commerce assez important, provenaient principalement des îles Tuamotu et des Iles-Sous-le-Vent. Elles étaient envoyées à San Francisco pour être dirigées sur la Chine.

Cette industrie, qui consiste à pêcher et à fumer les biches de mer, pourrait être la source de revenus très appréciables si elle était exploitée de nouveau

Fungus. — Le commerce de ce champignon, comme autrefois les biches de mer, a eu une certaine importance à Tahiti. Actuellement il en est peu expédié, le prix se trouvant sans doute trop peu rémunérateur. Les petites quantités exportées proviennent des îles Marquises et des Iles-Sous-le-Vent.

De même que les biches de mer, le fungus est envoyé en Chine.

Bananes sèches. — L'exportation de ce produit est insignifiante, quelques rouleaux sont expédiés de temps à temps à

San Francisco et Auckland plutôt à titre de cadeaux qu'à titre commercial.

Tresses de paille. — Les pailles pour la confection des chapeaux sont abondantes ; voici les noms des diverses espèces connues : pia ou arowroot, tige de canne à sucre, fougère (oaha), fougère (mamao), bambou (pelure extraite du bambou), pandanus, et une herbe que les indigènes appellent moü.

Ce sont là des pailles de luxe. Toutefois, la paille de pandanus, qui est commune, très résistante, et peut s'obtenir en grande quantité et à bas prix, sert avantageusement à la confection de chapeaux de paille à bon marché.

Les tresses de paille pour chapeaux se font à Tahiti, d'une façon tout à fait artistique ; c'est là véritablement une industrie tahitienne très appréciée et qui pourrait fournir un excellent article d'exportation, n'était son prix très élevé.

Chapeaux et objets en paille. — Presque toute la population de Tahiti et dépendances (européens et indigènes) porte des chapeaux de fabrication locale ; aussi existe-t-il dans la préparation des pailles, dans la confection des trèsses et des chapeaux, une véritable industrie, qui aide beaucoup de familles dans leurs besoins pour l'existence. On peut évaluer à environ 20,000 le nombre des couvre-chefs tressés chaque année dans la colonie, ce qui représente une valeur moyenne de 200,000 francs.

Cet article n'est, dans le sens rigoureux du mot, l'objet d'aucune exportation ; cependant, la plupart des touristes qui visitent Tahiti en emportent presque toujours une collection assortie.

L'industrie locale fabrique des articles en paille tels que : éventails, bouquets, couronnes, corbeilles, etc., qui sont véritablement artistiques et d'une grande finesse de travail. Malheureusement, ce sont là des articles d'amateurs dont la vente est tout à fait problématique et par conséquent n'offre aucun débouché sérieux.

Bois d'ébénisterie. — L'exploitation des bois d'ébénisterie est insignifiante.

Les principales essences sont : le tamanu, le tou, le miro ou faux bois de rose, l'oranger et le citronnier. La quantité exportée, annuellement, peut être évaluée à 100 mètres cubes.

Avec ces mêmes bois, l'industrie locale fabrique quelques meubles tels que : armoires, buffets, lits et tables ; ces meubles sont très recherchés et coûtent relativement cher, en raison de la rareté des bois employés et surtout des difficultés que l'on rencontre dans l'exécution du travail : la direction d'Artillerie et un industriel de Papeete possédant seuls un outillage leur permettant de débiter ces bois en planches.

Les essences exportées servent surtout à la marqueterie. Il est aussi exporté, de temps en temps, quelques billes de cocotiers et de pandanus, dont la partie extérieure qui est la plus dure, sert également à la marqueterie et à la fabrication de boutons doubles.

Bois de construction. — Il en est peu exporté. On peut évaluer à une centaine de pièces de bois de tamanu et à six cents courbes de bois de burao, l'exportation annuelle qui sert à la construction des navires ; ces bois sont expédiés en Californie.

En ce qui concerne l'industrie locale, le bois de burao est largement employé dans la construction des embarcations, ce bois ayant l'avantage de se conserver très longtemps dans l'eau de mer, et étant d'un travail relativement facile.

Le bois de burao et de maiore (arbre à pain) étaient autrefois beaucoup employés pour les planchers des maisons indigènes, mais actuellement la mode de ces constructions est passée, et les planches de sapin de l'Orégon ont partout remplacé les planches de burao et celles de maiore.

Les bois de tamanu et de burao sont aussi employés dans la construction des pirogues de pêche qui sont faites pour une longue durée, tandis que celles faites avec le bois d'évitier et de mapé, dont le bois est mou et spongieux, n'ont qu'une durée quasi éphémère.

En résumé, il n'existe pour ainsi dire aucune exploitation forestière dans la colonie, ce qu'il faut attribuer à la difficulté des transports et à la cherté de la main-d'œuvre plutôt qu'au défaut des essences exploitables. Tout est donc encore à faire en cette matière.

ARTICLES DE PRODUCTION LOCALE CONSOMMÉS SUR PLACE OU DANS LES ARCHIPELS

Sucre. — La production annuelle de cette denrée est insuffisante pour la consommation locale, car en dehors d'une assez forte quantité de sucre blanc en morceaux, importée de France, de San Francisco et de la Nouvelle-Zélande (soit au moins 50,000 kilos), le pays reçoit 40,000 ou 50,000 kilos de sucre brut des mêmes endroits, pour satisfaire aux besoins locaux. Pourtant la production du sucre de canne est prospère et se développe d'année en année. Elle pourrait être considérable et suffire non seulement aux besoins du pays, mais encore produire un mouvement d'exportation sérieux, si la main-d'œuvre était moins chère.

Voici les chiffres de production du sucre depuis 1892 :

Année 1892.........	24.200 kilogr.
— 1893.........	32.400 —
— 1894.........	112.030 —

Année	1895.........	160.800 kilogr.
—	1896.........	105.360 —
—	1897.........	159.500 —
—	1898.........	170.000 —

Les quantités estimées et les nouvelles cultures entreprises permettent de compter sur 200,000 kilos pour l'année 1899.

Le sucre de Tahiti est de première qualité, et peut rivaliser avec celui des Antilles, de la Réunion et de l'île Maurice.

Rhum. — Le rhum de Tahiti est excellent lorsqu'il a atteint environ deux ans.

Malheureusement le prix de revient est assez élevé, de sorte que la production est limitée à la consommation locale. A peine sorti de l'alambic, le rhum est livré à la consommation parce que les distillateurs n'ont pas les capitaux suffisants pour le laisser vieillir en fûts où il gagnerait à la fois en qualité et en valeur.

Depuis 1895, la fabrication du rhum a sensiblement diminué et le prix a, par contre, considérablement augmenté ; la cause de cette augmentation doit être attribuée au défaut de concurrence.

Voici d'ailleurs les quantités de rhum mises sur le marché pendant les cinq dernières années.

1893........	95.240 litres
1894........	93.904 —
1895........	61.885 —
1896........	77.710 —
1897........	64.696 —

Les usines qui se livrent à l'exploitation de la canne sont au nombre de quatre. Elles emploient une centaine d'ouvriers et représentent un capital d'environ 175,000 francs.

Le prix du rhum, pour la consommation était en 1895 de

1 fr. 35 le litre, logé ; actuellement il est de 2 fr. 40. Le droit de consommation est de 0 fr. 80 par litre.

Café. — La production annuelle du café pour les îles Tahiti et Moorea, peut être évaluée à environ 10,000 kilos, celle des îles Raivavae et Tubuai à 14,000 kilos et celle de l'archipel des Gambier à 2,000 kilos. L'archipel des Marquises commence à produire.

La consommation locale est d'environ 30,000 kilos. On le voit, la production actuelle ne peut non seulement fournir à l'exportation, mais encore est insuffisante, jusqu'à présent, pour les besoins du pays. Toutefois les nouvelles plantations de caféiers faites dans ces dernières années, ou en voie de création, vont apporter prochainement une augmentation sensible à la production.

Le sol de Tahiti et dépendances se prête admirablement à la culture du café dont la qualité est très appréciée ; aussi ce produit, trop longtemps négligé, est-il appelé à devenir une des principales ressources du pays, quand son exportation l'aura fait connaître sur les marchés de la France et de l'Etranger.

Cacao. — Il existe à Tahiti quelques petites cacaoyères ; mais le produit de ces plantations est tellement insignfiant, qu'au point de vue commercial il ne saurait, quant à présent, être l'objet d'aucune indication précise.

Toutefois, la qualité du cacao de Tahiti est excellente, et comme le cacao y pousse très bien et qu'il produit abondamment, il pourrait y avoir, dans sa culture et son exploitation, une source de revenus certains pour ceux qui en feraient l'entreprise sur une grande échelle.

Tabac. — La culture du tabac est relativement très répandue dans les îles Tahiti et Moorea. Ce produit n'est l'objet d'aucune exportation, si ce n'est dans les archipels Tuamotu et Gambier où la consommation est très grande.

Le tabac indigène subit peu de préparations ; après la récolte, les feuilles sont liées en carottes et livrées ainsi à la consommation peu de temps après cette préparation rudimentaire.

Il parait toutefois que le tabac pourrait, étant préparé suivant les méthodes européennes ou américaines, faire l'objet d'une exportation assez considérable. La culture en est très facile et beaucoup de terres tahitiennes s'y prêtent admirablement.

Arrowroot et Manioc. — La consommation locale de la fécule d'arrowroot et de manioc est assez importante ; elle sert abondamment à la nourriture des bébés et à la confection de gâteaux indigènes désignés sous le nom tahitien de *poë*. Ces fécules remplacent l'amidon pour l'empesage du linge.

La consommation de la fécule d'arrowroot est surtout très forte dans l'archipel des Tuamotu où elle entre pour une large part dans la nourriture des indigènes.

Tahiti et Moorea produisent la fécule d'arrowroot et de manioc, mais en quantité relativement faible. C'est surtout dans les îles Tubuaï, Rurutu et Rimatara que cette fécule est produite abondamment. On peut évaluer au moins à 50,000 kilos le chiffre annuel de cette production.

Huile parfumée ou Monoï. — L'usage de l'huile est très répandu chez les indigènes qui s'en servent pour les soins de leur chevelure. Cette huile extraite de l'amande du coco, avant que celle-ci soit devenue rance, est ensuite parfumée par le procédé de macération avec des fleurs ou des râpures de bois odorant, tel que le santal.

Le commerce qui se fait de cette huile est assez important, notamment dans les archipels Tuamotu et Gambier.

On la prépare à peu près partout dans les Etablissements français de l'Océanie, mais principalement dans les îles Raivavae, Tubuai Rurutu et Rimatara.

Miel. — La production du miel a été autrefois relativement abondante et de grandes quantités en ont été expédiées en Europe et en Amérique ; malheureusement les résultats obtenus ont été des plus défavorables. La cause en était due, paraît-il, à ce que le miel avait le goût et l'odeur de la térébenthine, ce qu'il faudrait alors attribuer aux fleurs du manguier qui est très commun à Tahiti.

Ce qui est certain, c'est que le miel provenant de ruches établies loin de tout manguier, à proximité d'orangers, a été déclaré de première qualité.

Aujourd'hui l'apiculture étant délaissée, on ne récolte que peu de miel et il n'en est pas exporté.

Seuls, la Mission catholique et deux colons font encore l'élevage des abeilles. Leur récolte est consommée en partie sur place, et en partie expédiée (par boîtes de 3 à 10 kilos) dans l'archipel Tuamotu, où les indigènes se servent du miel pour sucrer leurs aliments ou leurs boissons (thé, café, etc.).

Cire d'abeilles. — La cire provenant des ruches est en grande partie consommée sur place. La Mission catholique emploie pour son usage toute celle de sa récolte, soit environ 7 à 800 kilos. La même quantité à peu près est expédiée annuellement sur le marché de Hambourg, et 2 à 300 kilos sont consommés dans la colonie pour des besoins divers : cirage des parquets, voilerie.

Mélasses. — La plus grande partie des mélasses provenant du sucre de fabrication locale est employée pour la distillation du rhum. On en consomme cependant une certaine quantité en nature, sur place et dans les archipels, pour les mêmes usages que celui qui a été décrit plus haut, à propos du miel qui est expédié aux Tuamotu.

Fruits et légumes. — De tout temps Tahiti a exporté dans

les îles Tuamotu les fruits et les légumes frais, susceptibles d'une conservation d'au moins huit jours, et dans ce cas sont : les oranges, les ananas, les bananes, les citrons, les feï, les mangues, les patates douces, les taro, les maiore, les ignames, etc. Depuis qu'un service à vapeur relie Tahiti aux Tuamotu, ces envois ont pris une extension relativement considérable qui, sans doute, ira encore croissant, tant à l'avantage des producteurs de Tahiti que de ceux des Marquises.

Il est toutefois regrettable que les bateaux à vapeur qui relient le chef-lieu des Etablisssements français de l'Océanie aux deux principaux archipels, appartiennent à une compagnie étrangère, car, outre le profit direct assez large qu'elle tire de ce service elle amasse aussi en faveur des intérêts anglais qu'elle représente dans les îles desservies, une somme de popularité et d'influence nuisible aux intérêts de notre commerce et à l'extension de l'influence nationale dans ces archipels.

CHAPITRE VIII

RENSEIGNEMENTS COMMERCIAUX

Extraits de la Statistique du Service des Contributions pour l'année 1898

Importations générales. — Exportations générales.
Commerce avec la France et ses colonies.
Navigation. — Commerce et navigation au cabotage.

La situation du commerce des Etablissements français de l'Océanie en 1898, présente un total général de transactions de 5,957,482 fr. 36, et une diminution de 993,824 fr. 90 sur celui de l'année 1897 qui avait été de 6,951,307 fr. 20.

Ce total est ainsi réparti :

Importations	2.997.147 f. 90
Exportations	2.960.334 46
	5.957.482 f. 36

En comparant ces chiffres à ceux de l'année 1897, on note les résultats suivants :

	Importations	Exportations
	—	—
1897	3.800.639 f. 03	3.150.668 f. 23
1898...............	2.997.147 90	2.960.334 46
Différences en 1898..	— 803.491 f. 13	— 190.333 f. 77

Ces chiffres dénotent une dépression dans les transactions tant à l'importation qu'à l'exportation.

Voici d'ailleurs le mouvement commercial de la colonie pendant les six dernières années :

	Importations		Exportations		Ensemble	
	—		—		—	
1893.......	2.821.779 f.	34	3.184.571 f.	86	6.006.351 f.	20
1894.......	2.707.052	06	3.140.704	49	5.847.756	55
1895.......	2.545.321	35	2.663.360	27	5.208.681	62
1896.......	2.923.957	18	3.269.887	69	6.193.844	87
1897.......	3.800.639	03	3.150.668	23	6.951.307	26
1898.......	2.997.147	90	2.960.334	46	5.957.482	36

L'ensemble des transactions de 1898 présente, par suite, une diminution de 14,30 p. 0[0 sur celui de 1897, mais il est à considérer que le mouvement de 1897 n'avaient atteint un chiffre aussi élevé qu'à la suite d'une forte hausse survenue sur certains produits.

Le tableau suivant résume les relations que la colonie a entretenues, pendant l'année 1898, avec les divers pays d'où elle tire des marchandises ou qui servent de débouchés à ses produits :

	Importations		Exportations		Totaux	
	—		—		—	
Etats-Unis......	1.277.042	30	1.022.337	71	2.299.380	01
Nouvelle-Zélande	481.355	09	687.829	70	1.169.184	79
France et colonies	709.918	82	102.190	56	812.109	38
Angleterre	189.325	01	309.199	50	498.524	51
Açores..........	»		371.823	51	371.823	51
Russie..........	»		135.450	»	135.450	»
Allemagne	38.876	31	95.454	84	134.331	15
Autres pays.....	266.630	37	236.048	64	502.679	01
Importations directes aux Marquises.........	34.000	»	»		34.000	»
			Total général.....		5.957.482	36

Il résulte des chiffres ci-dessus que les Etats-Unis d'Amérique à eux seuls absorbent plus d'un tiers de la valeur totale des transactions ; la Nouvelle-Zélande et l'Angleterre, presque un tiers ; la France et colonies, le septième environ ; la Russie et l'Allemagne, le vingtième ; et les Açores et autres pays, environ un septième.

IMPORTATIONS GÉNÉRALES

Ainsi qu'on vient de le voir, la valeur totale des importations des pays étrangers et de la France a été, en 1898, de deux millions 997,147 fr. 90 en diminution de 803,491 fr. 13 sur celle de 1897 ; c'est-à-dire qu'elle présente une moins-value de 21,14 p. 0[0.

Les pays qui ont pris part au mouvement d'importation de 1898 prennent rang, selon l'importance des opérations réalisées comme suit :

	1898	Différences avec 1897
Etats-Unis...........	1.217.042 30	— 452.561 03
France et colonies.....	709.918 82	— 317.917 80
Nouvelle-Zélande.....	481.355 09	— 208.363 98
Angleterre...........	189.325 01	— 283.268 96
Allemagne...........	38.876 31	— 95.074 30
Autres pays...........	266.630 37	— 61.640 66
Importations directes aux Marquises......	34.000 »	— 21.500 »

Les articles sur lesquels la diminution a principalement porté sont les tissus, les monnaies, le coprah et les conserves de viandes.

C'est là une conséquence de la diminution des ressources de la population, causée par la baisse survenue, en 1898, sur la nacre et surtout sur la vanille.

En ce qui concerne les augmentations, elles portent principalement sur la houille consommée en plus grande quantité depuis l'établissement de la ligne à vapeur des Tuamotu et des Marquises.

EXPORTATIONS GÉNÉRALES

On a vu, plus haut, que la valeur totale des exportations, en 1898, à destination de la France et de l'étranger s'élevait à 2,960,334 fr. 26, soit une moins-value de 6,04 p. 0[0 sur l'année 1897. En voici le classement par pays de destination et par ordre décroissant :

	1898		Différence avec 1897	
	—		—	
Etats-Unis.........	1.022.337 f.	71	— 499.678 f.	16
Nouvelle-Zélande...	687.829	70	— 184.586	43
Açores.............	371.823	51	— 371.823	51
Angleterre.........	309.199	50	— 163.995	02
Russie.............	135.459	»	— 135.450	»
France.............	102.190	56	— 208.844	94
Allemagne.........	95.454	84	— 84.626	06
Autres pays........	236.048	64	— 74.950	47

Mais ces chiffres portent aussi bien sur les expéditions d'articles provenant de l'importation et sortis de la colonie, que sur les produits du cru. En réalité, l'exportation des seuls produits du pays ne s'élève qu'à 2,475,122 fr. 20.

Comme pour les importations, ce sont encore les Etats-Unis de l'Amérique du Nord qui tiennent la tête, faisant à eux seuls 34,53 p. 0[0 des exportations totales, malgré une perte de 32,83 p. 0[0 sur 1897.

Par suite de sa proximité de tous les autres marchés du monde avec lesquels il est relié par le télégraphe, le marché de San Francisco continue toujours à acquérir de l'importance, même pour celles de nos exportations qui ne sont pas consommées en Amérique. Une notable partie des produits de la colonie sont vendus télégraphiquement de San Francisco et réexpédiés ensuite sur la place qui les achète. Si, à cette considération déjà puissante, on ajoute, pour la vanille, la franchise dont elle bénéficie et les frets peu élevés sur la ligne de Papeete à San Francisco, on conçoit facilement le développement dont les affaires sont susceptibles dans ce dernier port.

La Nouvelle-Zélande reste à la place qu'elle occupait déjà l'année dernière, mais avec une augmentation de 184,586 fr.43. Cette augmentation porte principalement sur la nacre.

Tous les produits exportés en Nouvelle-Zélande, à l'exception des oranges, ananas et curiosités, ne font que transiter à Auckland.

Les principaux produits exportés ayant subi des fluctuations sur l'année 1897 sont les suivants :

	1898			Différences avec 1897	
	—			—	
Nacres	909.438 f.	»	—	218.278 f.	26
Coprah	1.214.004	71	—	527.962	81
Vanille	516.814	45	—	377.237	31
Coton et laine	27.291	»	—	120.655	50
Oranges	29.514	70	—	20.599	24
Noix de coco en coques	21.024	20	—	12.769	01
Fungus	5.244	91	—	7.785	26
Farine de coco	1.910	»	—	9.475	»
Biches de mer	8.210	70	—	1.421	32
Graines de coton	3.094	»	—	3.585	50
Bois des îles	782	50	—	4.381	»
Ananas	4.761	95	—	3.701	95
Jus de citron	289	53	—	145	47

Ces variations donnent lieu aux observations suivantes :

Nacres. — La différence accusée est bien inférieure à la diminution réelle subie en 1898. L'écart serait beaucoup plus considérable si la valeur des quantités réellement récoltées en 1898 figurait seule sur ce tableau. C'est grâce à l'expédition d'une assez grande quantité de nacres pêchées en 1897 que le chiffre des exportations de 1898 se trouve augmenté.

Coprah. — Une plus-value importante s'est produite sur l'exportation du coprah, entraînant ainsi une augmentation de 528,000 francs. Cet accroissement provient de la hausse survenue sur ce produit qui se paie aujourd'hui à peu près 20 p. 0/0 de plus qu'en 1897.

Vanille. — L'énorme moins-value constatée sur ce produit s'explique par la baisse de plus de 100 p. 0/0 survenue au début de 1898. Toutefois, une tendance à la hausse s'est manifestée à la fin de l'année.

Coton égrené. — Cet article tend à disparaître complètement. Il n'a plus d'ailleurs aucune valeur sur place.

Oranges. — Une forte diminution s'est produite dans l'exportation des oranges. L'insuffisance des profits réalisés sur cet article, et aussi une maladie due à la présence de l'insecte *mitilapsis citricola*, sont les causes probables de cette diminution.

Les mouvements survenus sur les autres produits sont peu importants et n'offrent pas d'intérêt.

COMMERCE AVEC LA FRANCE ET SES COLONIES

Si l'on se reporte aux tableaux des importations et des exportations, on obtient, en ce qui concerne la France et ses colonies, les résultats ci-après :

	Importations	Exportations	Ensemble
1897..........	391.001 f. 02	311.035 f. 50	702.036 f. 52
1898..........	709.918 82	102.190 53	812.109 33

soit une différence de 110,072 fr. 86, en faveur de 1898, savoir :

Importations de 1898.....	+ 318.917 f. 80
Exportations de 1898.....	— 208.844 94
	+ 110.072 86

D'autre part, les achats, toujours en excédent sur les ventes, ont dépassé celles-ci de 607,728 fr. 26 en 1898, et de 79,965 fr. 52 en 1897, soit, pour 1898, une différence de 85,61 p. 0[0 sur 1897.

Enfin, le total général des transactions de la colonie avec l'extérieur ayant été de 5,957,482 fr. 36, la quoté-part du commerce national est d'environ 13,63 p. 0[0 sur l'ensemble, tandis que séparément elle est de 23,68 p. 0[0 à l'importation et 3,45 p. 0[0 à l'exportation.

Cette infériorité du commerce national, bien que moins accentuée qu'en 1897, est due aux causes déjà signalées : défaut de communications rapides, régulières et directes avec la France, proximité des marchés de San Francisco et de la Nouvelle-Zélande, élévation du prix de certaines marchandises françaises, défaut d'adaptation de quelques-unes de ces marchandises, notamment les tissus, aux goûts de la population indigène.

On ne saurait, en effet, trop le répéter : nos fabricants de tissus ne pourront voir leur commerce s'étendre dans la colonie, que s'ils s'ingénient à produire bon marché. Il faut qu'ils se pénètrent de cette vérité : à Tahiti, comme ailleurs, l'acheteur ira toujours à l'objet dont l'apparence sera flatteuse et le prix réduit.

Le chiffre du commerce avec nos autres colonies n'entre que pour une proportion insignifiante dans le décompte général.

Importations

On constate pour l'année 1898 une augmentation sensible

sur la généralité des articles importés de France. Il faut attribuer cette augmentation à ce que la colonie a été visitée par trois navires de Bordeaux, contre deux en 1897, ainsi qu'à des relations plus importantes entre les maisons françaises et étrangères de la place et les maisons françaises en France. La délivrance, par les Messageries Maritimes, du connaissement direct de Marseille à Tahiti, n'est pas étrangère à ce résultat (1). Il faut espérer que la colonie jouira, sous peu, du même avantage pour ses expéditions de Tahiti à Marseille. Reste l'objection tirée de l'élévation du fret qui, fixé à 120 francs la tonne (d'un mètre cube), est encore presque 100 p. 100 plus élevé que par la voie anglaise. Les droits de douane dont sont frappées les marchandises venant par cette dernière voie ne suffisent pas, en nombre de cas, pour combler cette énorme différence. Cet état de choses constitue une cause d'infériorité pour le commerce d'importation et d'exportation de la Métropole avec sa colonie.

Quant aux diminutions constatées sur certains articles, elles sont purement accidentelles, et doivent être attribuées, par exemple, à l'approvisionnement surabondant des magasins de la place au commencement de l'année, sauf pourtant en ce qui touche les tôles galvanisées dont le prix de revient est trop élevé relativement aux importations anglaises.

Exportations

	1898		Différences avec 1897
Nacres........	65.556 f. »	—	74.855 f. 25
Vanille........	36.519 56	—	131.189 54
Coton égrené..	»	—	2.442 »

Ainsi qu'on le voit, les exportations pour la France ont

(1) Ce connaissement direct n'est délivré que depuis un an à peine.

beaucoup diminué, les marchés étrangers ayant paru plus profitables aux exportateurs.

NAVIGATION

Le mouvement de la navigation avec l'extérieur accuse, en 1898 :

	Navires	Tonnage	Equipage
	—	—	—
Entrées.......	56	32.278	942
Sorties........	56	31.486	893
Totaux....	112	63.764	1.835

contre, en 1897 :

	Navires	Tonnage	Equipage
Entrées.......	47	24.237	731
Sorties..	50	22.920	729
Totaux....	97	47.157	1.460

Sur les 112 navires entrés et sortis, on compte 26 vapeurs et 86 voiliers.

Les différences constatées s'expliquent principalement par l'arrivée, en 1898, de trois navires venant de Bordeaux sur deux en 1897, par le passage d'un grand vapeur touriste et par la mise sur la ligne d'Auckland d'un steamer de tonnage plus élevé qu'en 1897.

Les pavillons sont représentés comme suit :

Anglais...........	47	navires.
Américains.......	31	—
Français..........	23	—
Norwégiens.......	6	—
Danois...........	5	—
Total.......	112	navires.

Ces navires ont importé et exporté environ 29,789 tonnes

(de 1 m c. 440) de marchandises et de produits se répartissant entre les divers pays de provenance et de destination dans l'ordre ci-après :

Importations

Etats-Unis...........	8.072	tonnes.
France...............	3.283	—
Nouvelle-Zélande.....	3.23[illegible]	—
Autres pays..........	2.291	—
Total.......	16.882	tonnes.

Exportations

Etats-Unis...........	5.488	tonnes.
Nouvelle-Zélande.....	2.612	—
Allemagne............	637	—
Autres pays..........	4.170	—
Total.......	12.907	tonnes.

En se reportant à l'année 1897, on constate une augmentation de 1,573 tonnes aux importations de France et de 476 à celles des autres pays. On remarque, d'autre part, une diminution de 603 tonnes aux exportations pour la Nouvelle-Zélande, de 2,620 à celles d'Angleterre et une augmentation de 3,745 à celle des autres pays.

COMMERCE ET NAVIGATION AU CABOTAGE

Le tableau ci-après indique l'ensemble du commerce et le mouvement de la navigation entre Papeete et les divers établissements relevant de Tahiti, ainsi qu'avec les divers ports de l'île pendant l'année 1898.

	Navires y compris les côtres	Tonnage	Equipage	Valeur des chargements
	—	—	—	—
Entrées........	268	16.637	1.437	1.757.210 f. 51
Sorties.........	281	16.814	1.475	1.744.126 58
Totaux.....	549	33.451	2.912	3.501.337 09

Ces données, comparées à celles de 1897, accusent une augmentation de 93 navires, de 18,737 tonneaux, de 1,264 hommes d'équipage et une diminution de 367.674 fr. 22 dans les valeurs des chargements.

CONCLUSION

En résumé, Tahiti et ses dépendances n'ont encore fait que peu de progrès au point de vue du développement social et économique, depuis plus d'un demi-siècle que ces îles font partie du domaine colonial français.

Le sol fertile de nos Etablissements de l'Océanie suffirait largement à alimenter, dans les meilleures conditions climatétiques, plus de 200,000 habitants, alors que le dernier recensement en accuse à peine 30,000. L'agriculture, l'industrie, le commerce, en un mot la mise en valeur des immenses ressources de cette colonie est loin de donner les résultats qu'on en pourrait attendre.

Les entraves qui s'opposent au progrès et à la vitalité de ce pays paraissent être : son isolement du reste du monde, son grand éloignement de la Mère-Patrie, l'absence de communications rapides et directes avec la France, le manque de travailleurs, le défaut de connaissance que l'on a sur Tahiti dans la Métropole.

Toutes ces entraves s'enchaînent et découlent en quelque sorte les unes des autres : nos Possessions de la Polynésie végètent parce que leurs ressources ne sont pas exploitées, parce qu'on ne les connait pas assez, que les colons font défaut et que les moyens de communications sont insuffisants.

A la faveur de l'imposante manifestation internationale de 1900, puissent ces courtes notices et le modeste aperçu de la section tahitienne, montrer à nos compatriotes et au monde entier que les Etablissements français de l'Océanie sont non seulement un pays de doux séjour, mais encore une colonie d'avenir qui n'attend que des débouchés et des bras pour prendre son essor vers le progrès.

H. LEMASSON.

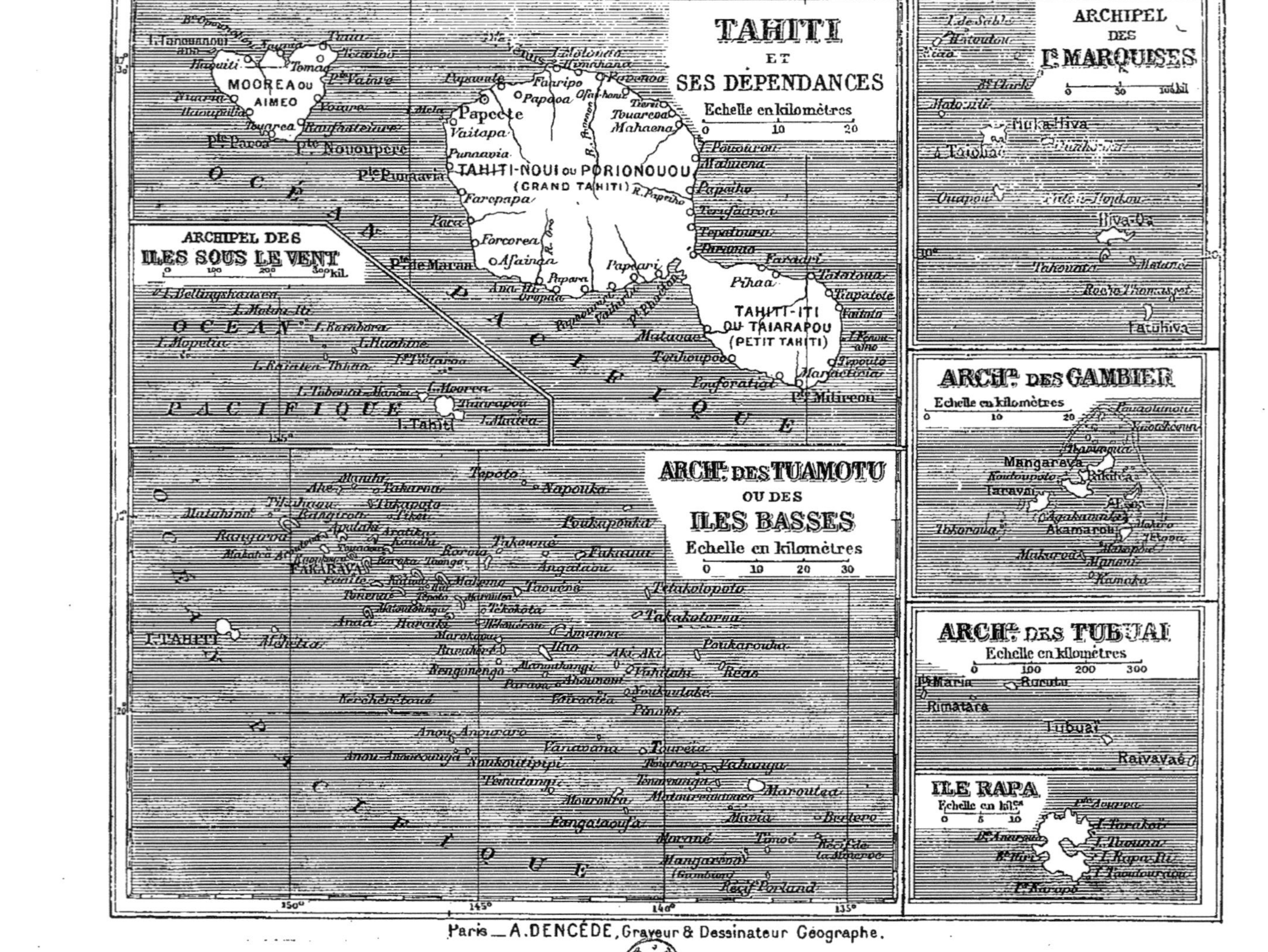

Paris — A. DENCÉDE, Graveur & Dessinateur Géographe.

BIBLIOGRAPHIE

WALLIS, BOUGAINVILLE, COOK. — *Voyages autour du monde 1767-68-69.*

MŒRENHOUT. — *Voyage aux îles du Grand Océan, 1837.* A. Bertrand, Paris.

L. REYBAUD. — *La Polynésie et les Iles Marquises, 1843.* Guillaumin, Paris.

VINCENDON-DUMOULIN. — *Iles Tahiti, Esquisses historiques et géographiques, 1844.* A. Bertrand, Paris.

G. CUZENT. — *Tahiti 1859.* J. Masson, Paris.

TH. ARBOUSSET. — *Tahiti et les îles adjacentes 1867.* Grassart. Paris.

De QUATREFAGES. — *Les Polynésiens et leurs migrations.* A. Bertrand, Paris.

Dr J. NADEAUD. — *Enumération des plantes indigènes de l'île Tahiti 1873.* F. Savy, Paris.

P. DESCHANEL. — *La Politique française en Océanie 1884.* Berger-Levrault et Cie, Paris.

E. COTTEAU. — *En Océanie 1884-85.* Hachette Paris.

A. GOUPIL. — *Tahiti 1886. — France coloniale* . A. Colin. Paris.

L. VIGNON — *Les Colonies Françaises 1886.* Guillaumin, Paris.

MONCHOISY. — *La nouvelle Cythère 1888.* G. Charpentier. Paris.

AYLIC MARIN. — *En Océanie 1888.* Ch. Bayle, Paris.

ELISÉE RECLUS. — *Océans et terres océaniques. 1889.* Hachette, Paris.

L. HENRIQUE. — *Les colonies Françaises, 1889.* Quantin, Paris.

TABLE DES MATIÈRES

Paris. — Imprimerie Alcan-Lévy, 24, rue Chauchat.

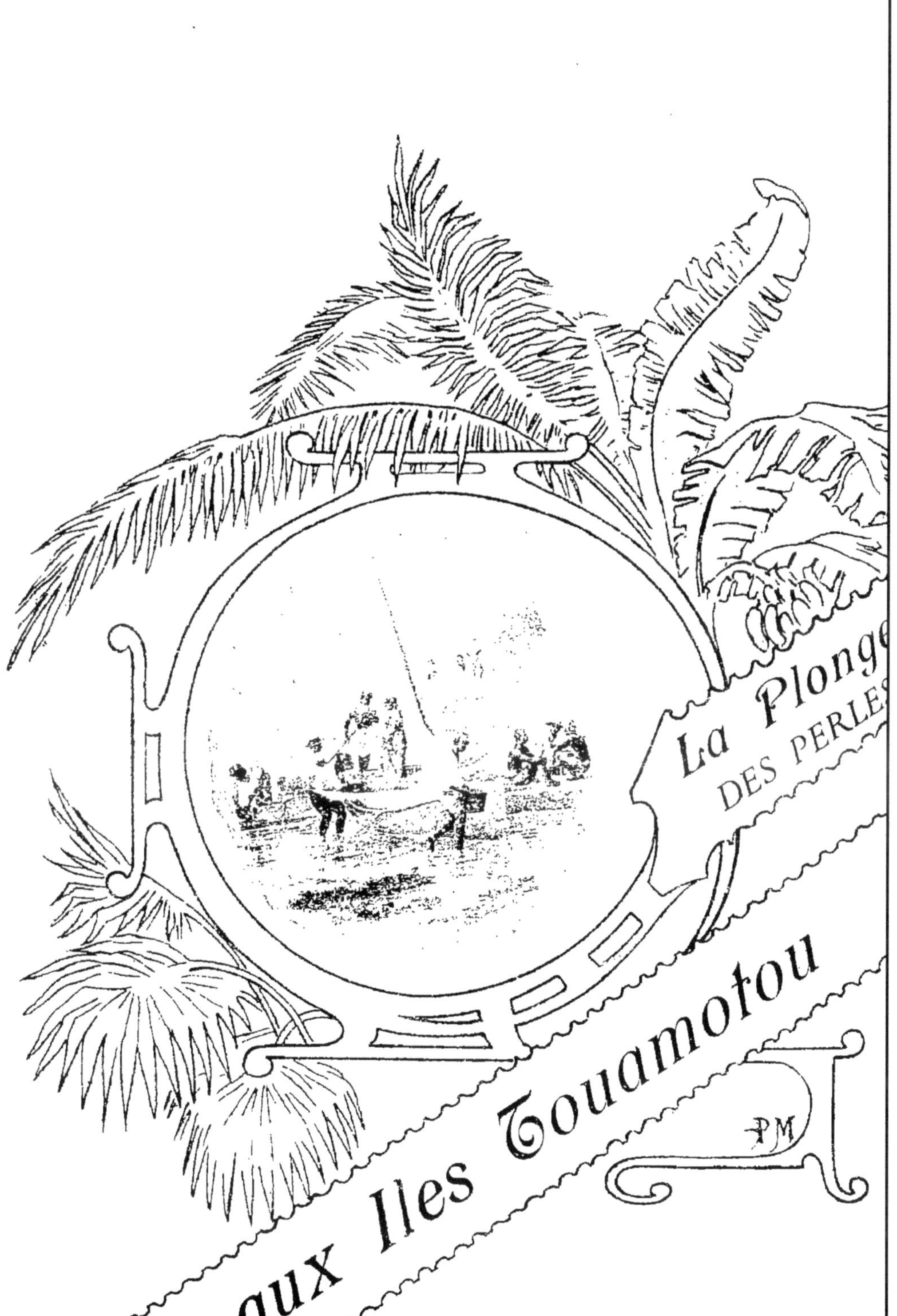
La Plonge
DES PERLES
aux Iles Touamotou
PM

www.ingramcontent.com/pod-product-compliance
Ingram Content Group UK Ltd.
Pitfield, Milton Keynes, MK11 3LW, UK
UKHW012229240726
13966UKWH00003B/1025